MATREIÐSLUBÓK
HVERSDAGSÍPRÓTTAMANNS

100 NÆRINGARRÍKAR MÁLTÍÐIR OG SNARL TIL AÐ ÝTA UNDIR LÍKAMA ÞINN OG AUKA FRAMMISTÖÐU ÞÍNA Á HVERJUM DEGI

Jenný Jónsdóttir

EFNISYFIRLIT

KYNNING

Enginn tekur alveg eins mikla athygli á því sem hann borðar og líkamsbyggingarmaður. Hitaeiningarnar verða að vera réttar og makróin verða að vera í jafnvægi og við megum heldur ekki gleyma míkrónum.

Svo eru það hinar ýmsu mataræðisheimspeki sem berjast um stöðuna - föstu með hléum, kolvetnahjólreiðar, ketógenískt og sveigjanlegt megrun, svo eitthvað sé nefnt. Jæja, burtséð frá óskum þínum, munu þessar líkamsbyggingaruppskriftir hafa þig til umfjöllunar.

Þú finnur smá af öllu hér til að hjálpa til við að undirbúa máltíðina þína vel, allt frá kaloríuríkum og kolvetnaríkum til lágkolvetna og lágkolvetna, hratt og auðvelt til að taka þátt (og gefandi!). Ó og það er nóg af próteini líka, auðvitað!

Líkamsbygging er viðkvæmt jafnvægi milli vöðvauppbyggingar og fitubrennslu. Þú þarft nægar hitaeiningar til að auka vöðvamassa, en þú þarft líka kaloríuskort til að brenna af geymdri fitu. Það hljómar ómögulegt, en það er það ekki. Leyndarmálið? Grunn stærðfræði. Eða eins og það er nefnt í líkamsræktarheiminum: Orkujafnvægisjöfnan. Einfaldlega sagt, því meiri vöðvamassa sem þú hefur og því virkari sem þú ert, því meira þarftu að borða. Það er vegna þess að því meiri vöðvamassa sem þú hefur, því meiri orku (takk, matur!) þarf til að hreyfa þann vöðva. Allt frá grunnaðgerðum eins og öndun, meltingu og hjartslætti, til að ganga um og bera þvottinn upp stigann, eða vísvitandi æfingar eins og að hlaupa eða þyngjast í ræktinni – líkaminn þarf orku og ef þú ert að gera öll þessi verkefni með meiri vöðvamassa, þú þarft meira eldsneyti.

Áður en þú ferð að hlaupa í ísskápinn skulum við líta á hinn endann á litrófinu. Þegar við borðum fleiri hitaeiningar en líkaminn notar þá geymast allar þessar auka kaloríur sem fita. Þetta er ástæðan fyrir því að margir sem gljúfa til að verða sterkir verða aldrei grannir og tættir. Þeir gætu örugglega orðið sterkari, en að verða grannur þýðir að draga úr auka kaloríum. Það eru enn aðrir þættir sem þarf að hafa í huga, eins og léleg fæðugæði, skortur á tímasetningu næringarefna og óviðeigandi hlutföll stórnæringarefna. Allar hitaeiningar eru auðvitað ekki búnar til eins. Við viljum kynda undir líkama okkar með bestu byggingareiningunum, á réttum tíma til að knýja æfinguna okkar, bæta frammistöðu okkar, vaxa meiri vöðva og losna við auka líkamsfitu.

1. Prótein Kjötbollur

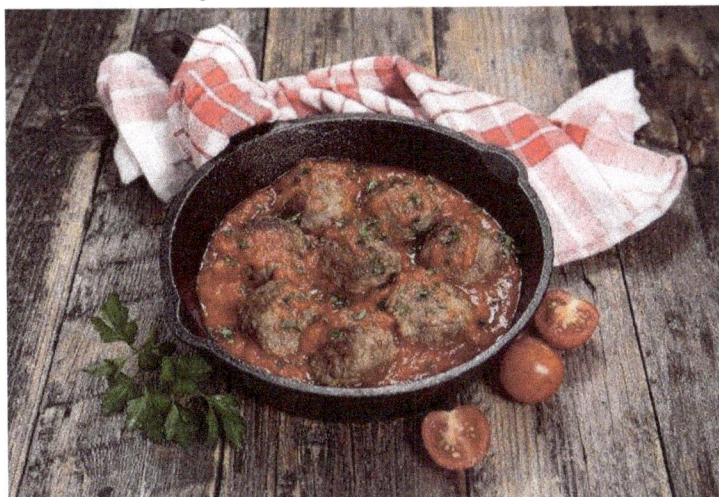

Þjónusta: 12

Hráefni:

- 0,8 - 1 pund magurt nautahakk (95% magurt kjöt/5% fita)
- 1 lítill gulur laukur, rifinn
- $\frac{1}{4}$ bolli fersk steinselja, söxuð
- 1 egg
- ⅓bolli þurrt brauðrasp
- 1 tsk salt og $\frac{1}{2}$ tsk pipar

Leiðbeiningar:

a) Hitið ofninn í 425 gráður.

b) Klæðið bökunarplötu með bökunarpappír.

c) Blandið öllu **hráefninu** saman í blöndunarskál. Notaðu hendurnar og blandaðu varlega saman **innihaldsefnum** þar til þau hafa blandast vel saman.

d) Myndaðu kjöt í kúlur, 1 tommu í þvermál með því að rúlla varlega á milli handanna. Settu á bökunarplötu, skildu eftir að minnsta kosti 1 tommu á milli hvers og eins.

e) Bakið í 12 mínútur. Takið úr ofninum og berið fram eða bætið við marinara.

2. Kalkúnn, Epli og Sage Kjötbollur

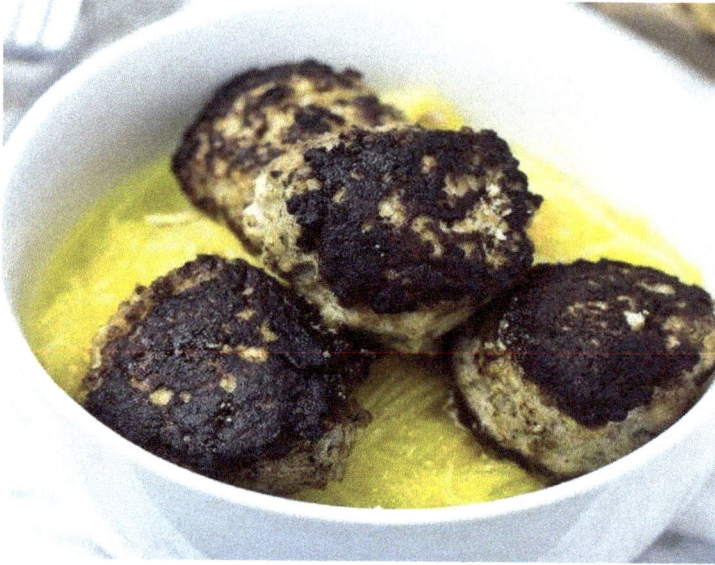

Þjónusta: 20

Hráefni:

- $1\frac{1}{2}$-2 pund malaður kalkúnn

- 1 stórt epli, rifið (um 1 bolli, pakkað; afhýðið ef þú vilt, en ég gerði það ekki)

- $\frac{1}{2}$ bolli fínt saxaður sætur laukur

- 2 stór egg, þeytt

- 2 matskeiðar kókosmjöl

- 2 léttpakkaðar matskeiðar söxuð fersk salvíublöð

- $\frac{1}{2}$ tsk múskat

- Ríkuleg klípa af salti

- $\frac{1}{2}$ tsk malaður svartur pipar

Leiðbeiningar:

a) Í stórri blöndunarskál, hrærið saman kalkúnn, epli, lauk, egg og kókosmjöl þar til það er sameinað. Hrærið síðan salvíu, múskati, salti og pipar út í þar til bragðið er jafnt dreift.

13

b) Skelltu í 3 matskeiðar kúlur og rúllaðu á milli lófanna til að slétta þær.

c) Forhitið ofninn í 350 og hitið nokkrar matskeiðar af olíu í ofnþolinni pönnu. Steikið kjötbollurnar með að minnsta kosti tommu millibili þar til botninn er dökkbrúnn og stökkur (um það bil 3-5 mínútur) og snúið svo við og gerið það sama á hinni hliðinni.

d) Settu pönnuna yfir í forhitaðan ofn og bakaðu í 9-12 mínútur þar til það er eldað í gegn (engin bleikur er eftir í miðjunni). Mínar voru fullkomnar eftir 10 mínútur.

e) Geymið eldaðar eða ósoðnar kjötbollur í loftþéttu íláti í ísskáp í allt að 3 daga, eða í frysti í allt að 3 mánuði.

3. Asískar kjötbollur með Hoisin epli gljáa

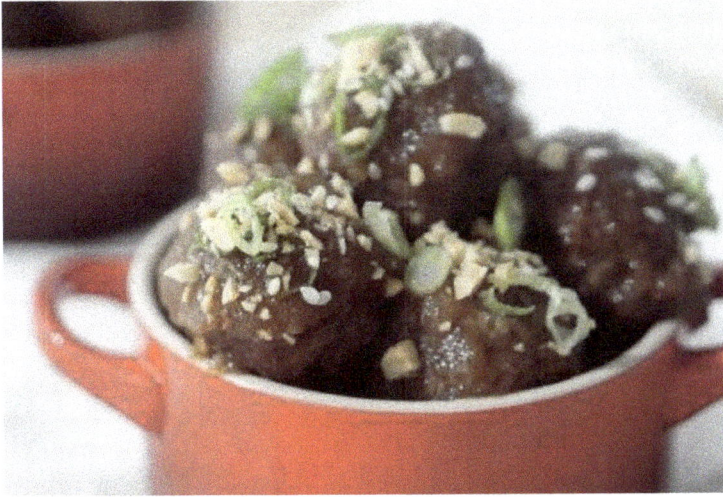

Þjónusta: 24

Hráefni:

Fyrir kjötbollurnar

- ½ lb cremini sveppir, gróft saxaðir (stönglar fjarlægðir)
- 1 bolli All-Bran Original korn
- 1 pund aukalega magur kalkúnn
- 1 egg
- 1 hvítlauksgeiri, smátt saxaður
- ½ tsk ristað sesamolía
- 1 tsk minni natríum sojasósa
- 2 matskeiðar kóríander, smátt saxað
- 2 matskeiðar grænn laukur, smátt saxaður
- ¼ teskeið salt
- ¼ tsk pipar

Fyrir sósuna og skreytið

- ¼ bolli hoisin sósa
- ¼ bolli hrísgrjónavínsedik

- 1 bolli ósykrað eplamósa

- 2 matskeiðar eplasmjör

- 1 matskeið minni natríum sojasósa

- 1 tsk sesamolía

Valfrjálst skraut

- Jarðhnetur, muldar

- Grænn laukur, þunnt sneið

- sesamfræ

Leiðbeiningar:

Fyrir kjötbollurnar:

a) Forhitaðu ofninn í 400 F og klæððu stóra bökunarplötu með smjörpappír eða silpat.

b) Notaðu matvinnsluvél og púlsaðu sveppina þar til þeir ná að líkjast kjöti. Flytið yfir í skál.

c) Bætið All-Bran í matvinnsluvélina og vinnið þar til það nær dufti. Bætið í skálina.

d) Blandið kalkúnnum, egginu, hvítlauknum, ristaðri sesamolíu, sojasósu, kóríander, grænum lauk, salti og pipar saman við. Rúllið í 24 kúlur og setjið á ofnplötu.

17

e) Bakið í 15-18 mínútur, eða þar til gullbrúnt að utan, og fulleldað að innan.

Fyrir sósuna og skreytið:

f) Blandið saman hoisinsósunni, ediki, eplasósu, eplasmjöri, sojasósu og sesamolíu saman í stórri potti og látið malla við miðlungs lágan hita þar til það er alveg blandað og þykkt.

Til að setja saman:

g) Þegar kjötbollurnar eru soðnar, bætið þeim á pönnuna með sósunni og hrærið þar til þær eru vel húðaðar.

h) Skreytið með söxuðum hnetum, sesamfræjum og sneiðum grænum lauk, ef vill.

4. Ristað Acorn Squash með Kjúklingakjötbollum

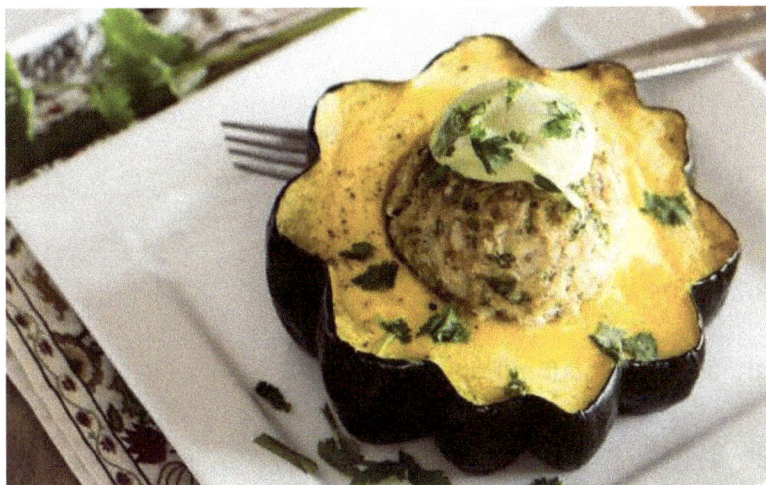

Þjónar: 4

Hráefni:

- 2 acorn leiðsögn
- 1 matskeið ólífuolía
- Sjávarsalt og nýmalaður pipar
- 3 hvítlauksgeirar, saxaðir
- 3 laukar, gróft saxaðir
- 1 bolli kóríanderlauf (stönglar fjarlægðir)
- 1 pund aukalega magur kjúklingur
- 2 tsk malað kúmen
- $\frac{1}{4}$ bolli panko
- $\frac{1}{4}$ til $\frac{1}{2}$ bolli Hatchið grænt chile, saxað
- 2 matskeiðar furuhnetur
- $\frac{1}{4}$ bolli Cotija ostur – mulinn (valfrjálst)
- 1 avókadó, húð og hola fjarlægð
- 2 matskeiðar hrein jógúrt
- 1 msk ólífuolíumajónesi

- Smjörmjólk að þynna ef þarf

- Viðbótarkóríander til að skreyta

Leiðbeiningar:

a) Hitið ofninn í 400 gráður (375 gráður í heitum ofni). Skerið báða endana af leiðsögninni varlega í sneiðar. Skerið afganginn í umferðir frá 1½ til 3 tommu - það geta verið 2 eða 3 stykki. Setjið á ofnplötu, penslið með ólífuolíu og kryddið með salti og pipar. Settu í miðjuna í forhitaða ofninum þínum í 15 til 20 mínútur á meðan þú gerir fyllinguna.

b) Bætið hvítlauknum, lauknum og kóríander í skálina í matvinnsluvél. Púlsaðu nokkrum sinnum þar til það er fínt saxað en ekki maukað.

c) Bætið kóríanderblöndunni í stóra blöndunarskál ásamt malaða kjúklingnum. Bætið kúmeninu og panko út í. Blandið vel saman. Hendur virka best! Brjótið saman græna chili, furuhnetur og cotija ef þú notar. Ekki blanda of mikið, en reyndu að blanda saman kjúklingablöndunni. Mótaðu í 4-5 kúlur, allt eftir fjölda acorn skvass sneiðar og óskir þínar.

d) Fjarlægðu squash úr ofninum. Setjið kjötbollu í miðju hverrar sneiðar. Settu aftur í ofninn í um 25 mínútur til viðbótar. Tíminn fer eftir stærð kjötbollanna. Ef þú stingur gaffli í kjötbolluna ætti hún að vera nokkuð þétt og leiðsögnin frekar meyr.

e) Á meðan kjötbollurnar og leiðsögnin eru að eldast skaltu sameina avókadó, jógúrt, majónes, salt og pipar í blandara eða matvinnsluvél. Vinnið þar til slétt. Athugaðu krydd. Bætið súrmjólk út í að æskilegri samkvæmni. Mér finnst það aðeins lausara en majónes - þykkt, ekki rennandi!

f) Þegar tilbúið er að bera fram, setjið ögn af avókadókreminu á hvern skammt og skreytið með kóríander. Njóttu!

5. Ofurfæði yfir nótt hafrar

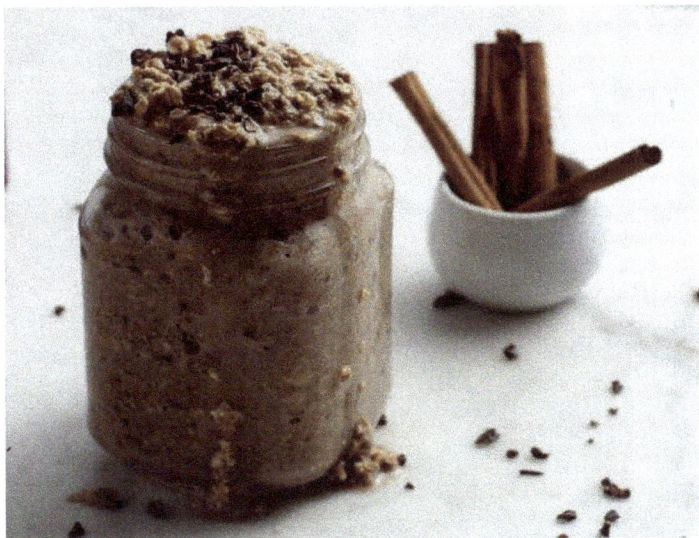

Þjónar: 1

Hráefni

- 75g mjólkurlaus jógúrt
- 50g Instant hafrar
- 125ml möndlumjólk
- 1 msk möndlusmjör
- 1 tsk kanill
- Klípa salt

Leiðbeiningar

a) Blandið öllum **hráefnum** saman í krukku eða skál og hrærið vel.

b) Lokaðu og kældu í að minnsta kosti 4 klukkustundir eða yfir nótt, og njóttu svo dásamlega bústna og rjómalöguðu hafranna þinna yfir nótt!

6. Kryddaður kjúklingur með kúskús

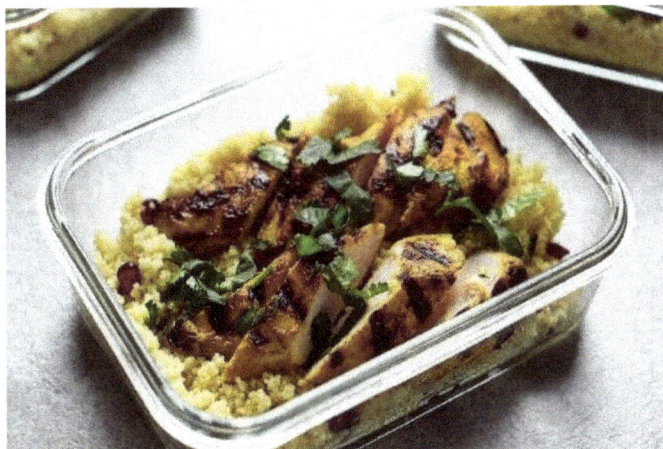

Skammtar 4

Hráefni

- 1 matskeið karrýmauk

- 1 msk mangó chutney

- 1/2 tsk túrmerik

- 1 skammtur salt (eftir smekk)

- 50 ml ólífuolía

- 4 kjúklingabringur

- 300 g kúskús

- 350 ml grænmetiskraftur

- Valfrjálst aukahlutir:

- Granatepli fræ

- Kóríander

Leiðbeiningar

a) Til að búa til marinering fyrir kjúklinginn þinn skaltu bæta karrýmaukinu, chutney, túrmerik, salti og ólífuolíu í skál og blanda því vel saman.

b) Skerið hverja kjúklingabringu í tvennt áður en hún er sett í marineringuna. Hrærið vel þar til allur kjúklingurinn er þakinn.

c) Leyfðu kjúklingnum til hliðar í að minnsta kosti 20 mínútur - helst í ísskápnum yfir nótt.

d) Hitið grillpönnu yfir meðalhita og leggið kjúklingabitana út. Grillið kjúklingabitana í 5-6 mínútur á hvorri hlið, eða þar til þær eru gylltar og örlítið kulnar.

e) Á meðan er kúskúsið sett í stóra skál og sjóðandi grænmetiskraftinum hellt varlega út í. Lokið skálinni með loki og látið kúskúsið liggja í bleyti í um það bil 5 mínútur.

f) Fluttu kúskúsinu þínu með gaffli og bættu við aukahlutum sem þú vilt. Granateplafræ eru frábær fyrir lit og bragð.

g) Skiptið kúskúsinu í 4 ílát áður en það er sett á tvo stykki af marineruðum kjúkling. Kláraðu réttinn með því að strá af kóríander.

7. Hröð Harissa kjúklingur og Tabbouleh

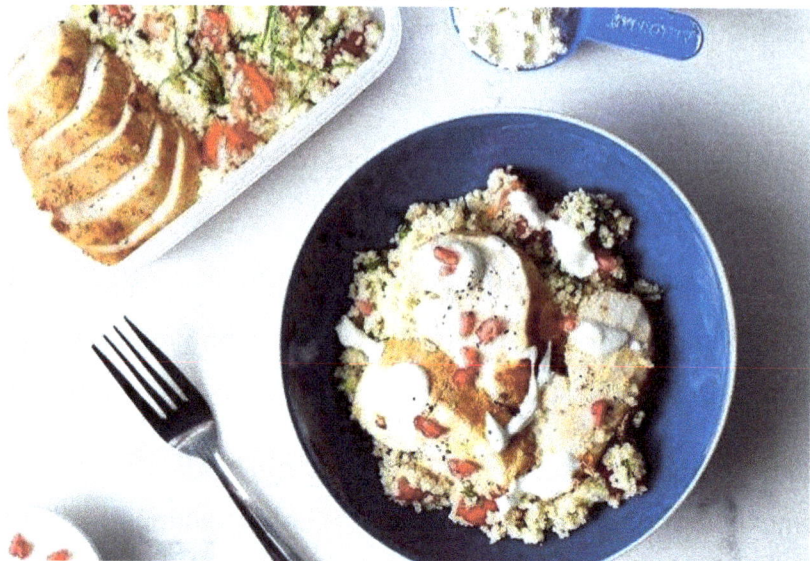

Gerir: 4 máltíðir

Hráefni

- 50 g harissa mauk

- 1 tsk extra virgin ólífuolía

- 1 klípa selasalt

- 3 x kjúklingabringur (prófaðu húðina fyrir auka bragð)

- 180 g búlgarhveiti eða kúskús (þurrþyngd)

- 40 g steinselja (stilkar og blöð)

- 20 g myntulauf

- 6-8 x vorlaukar

- 1/2 gúrka

- 4 x tómatar

- 6 matskeiðar grísk jógúrt

- 1/2 sítróna (safi og börkur)

- 1 hvítlauksrif (hakkað)

- 1 klípa af sjávarsalti

- 1 handfylli af granateplafræjum (má sleppa)

Leiðbeiningar

a) Fyrir kjúklinginn: Hitið ofninn í 190°C. Blandið harissa maukinu, ólífuolíu og klípu af salti í litla skál.

b) Skerið toppana á kjúklingabringunum með beittum hníf, nuddið svo harissablöndunni yfir kjúklingabringurnar og inn í riflínurnar.

c) Á meðan þú bíður skaltu búa til tabbouleh. Eldið búlgarhveiti eða kúskús samkvæmt leiðbeiningunum á bakhlið pakkans. Þegar það hefur verið soðið, hellið af, hellið í stóra blöndunarskál og aðskilið kornin með gaffli. Látið kólna.

d) Saxið steinselju, myntulauf, vorlauk, gúrku og

e) Fyrir dressinguna: Blandaðu einfaldlega grískri jógúrt, sítrónusafa og -börk, söxuðum hvítlauk og sjávarsalti saman í skál.

f) Þegar allir íhlutir eru tilbúnir skaltu skipta í þrjú Tupperware ílát. Látið kólna, geymið síðan í kæli og geymið í allt að 3 daga.

8. Cashew kjúklingur með einum bakka

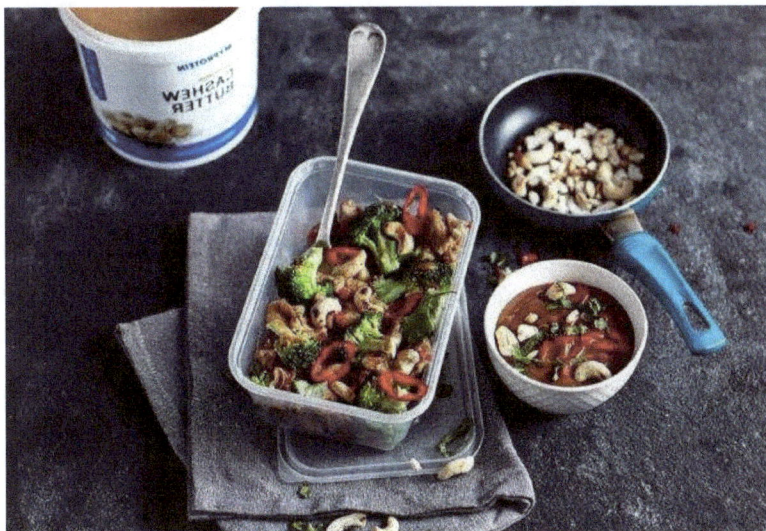

Gerir: 4 máltíðir

Hráefni

- 3 matskeiðar Cashew smjör

- 2 matskeiðar sojasósa

- 2 matskeiðar hlynur eða agave síróp

- 2 hvítlauksrif

- 1 tsk kínversk fimm krydd

- 4 kjúklingabringur (hægeldaðar)

- 1 höfuð spergilkál (skorið í blóma)

- 40 g kasjúhnetur

- 2 rauð chili (sneið niður)

- Handfylli ferskt kóríander

- 300 g basmati hrísgrjón (soðin)

Leiðbeiningar

a) Hitið ofninn í 200°C eða 180°C fyrir blástursaðstoð. Í stórri skál, þeytið saman cashew smjör, sojasósu, hlynsíróp, hvítlauk og fimm krydd.

b) Bætið hægelduðum kjúklingi og spergilkáli í skálina og hjúpið vel.

c) Hellið innihaldi skálarinnar í djúpa bökunarplötu og bakið í 20 mínútur.

d) Ristaðu kasjúhneturnar þínar á meðan. Hitið pönnu á háum hita, bætið kasjúhnetunum út í og hreyfðu þær ekki fyrr en þær byrja að brúnast og poppa aðeins. Hrærið og leyfið að brúnast á hinni hliðinni.

e) Þegar kasjúhneturnar og spergilkálið eru bakaðar, hrærið kasjúhnetunum og chili í gegnum, skiptið og setjið í Tupperware-box með soðnu basmati hrísgrjónunum. Stráið smá söxuðu kóríander yfir hverja og kælið. Auðvelt!

9. Brauðtini lasagne

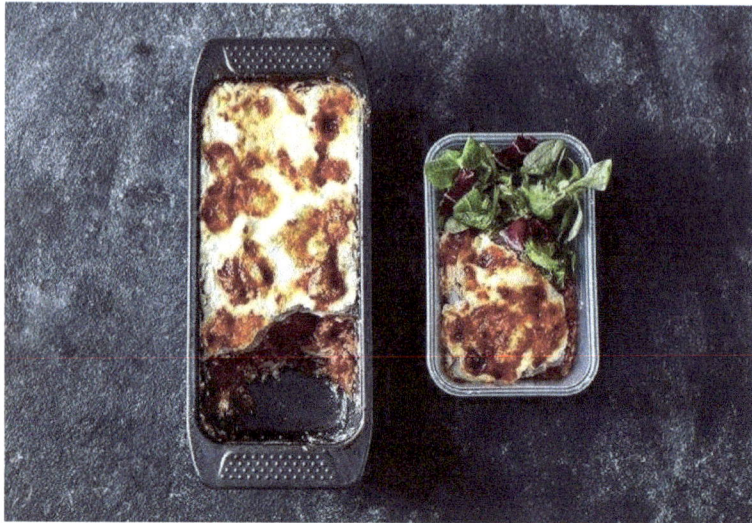

Gerir: 4 skammta

Hráefni

- 1 tsk Kókosolía

- 1 hvítlaukur, gróft saxaður

- 2 hvítlauksgeirar, smátt saxaðir

- 1 matskeið þurrkað oregano

- 350 g kalkúnahakk

- 600 g saxaðir tómatar eða tómatpassata

- 300 g lasagne blöð

- 1 kúrbít

- 1 tsk sjávarsalt og svartur pipar

- 400 g kotasæla

- 3 eggjahvítur

- 100 g fituskert ostur (rifinn)

Leiðbeiningar

a) Fyrst skaltu búa til kalkúna ragu þinn. Bætið kókosolíu á pönnu á miðlungs til háum hita. Bætið lauknum út í og steikið í 3-4 mínútur, bætið svo hvítlauknum út í og steikið í 2 mínútur í viðbót (ef þú ert að nota duftformið skaltu bæta þeim við eftir næsta skref).

b) Bætið því næst kalkúnahakkinu út í og brjótið það aðeins upp með spaða, leyfið því síðan að brúnast í 3-4 mínútur og hrærið í af og til. Hrærið oregano, ½ tsk salt og pipar og tómötunum saman við og látið malla við vægan hita í 10 mínútur.

c) Á meðan þú bíður skaltu þeyta kotasælu og eggjahvítum saman í skál með gaffli ásamt salti og pipar sem eftir er. Setja til hliðar. Forhitið ofninn í 200°C eða 180°C fyrir blástursaðstoð.

d) Undirbúðu nú kúrbíts- og lasagneplöturnar þínar. Notaðu grænmetisskeljara til að skera kúrbítinn eftir endilöngu til að fá langar sneiðar. Þvoið lasagneblöðin undir köldu vatni í sigti.

e) Þegar kalkúnaragúíð er tilbúið er kominn tími til að búa til lasagne. Byrjaðu á lagi af kúrbítsblöðum til að auðvelda að fjarlægja þau þegar þau eru elduð. Skiptið svo á ragu, ostasósu, lasagneblöð og kúrbít. Endið með lag af lasagne, síðan ostasósu og stráið svo fituskertum osti yfir.

f) Bakið í 15 mínútur með álpappír á, takið síðan álpappírinn af, hækkið hitann um 20°C og bakið í 20 mínútur í viðbót. Þegar það er eldað skaltu skipta í fjögur máltíðarílát, bera fram með uppáhalds salatinu þínu eða grænmetinu og geyma í ísskápnum í allt að þrjá daga.

10. Harissa kjúklingur og marokkóskt kúskús

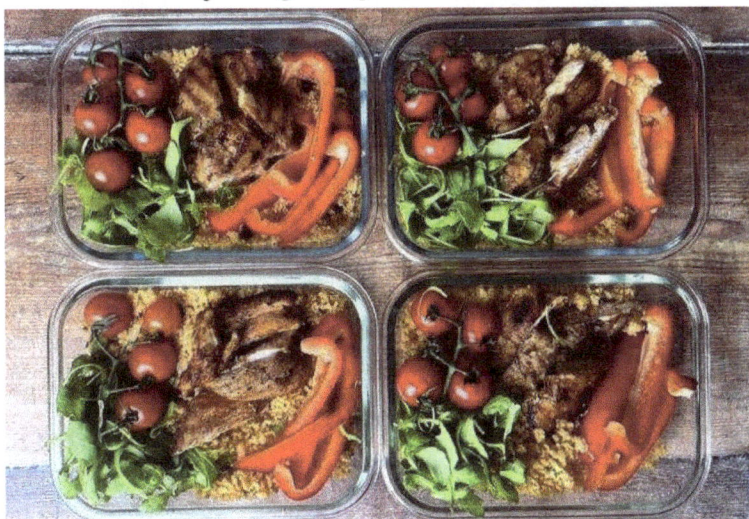

Þjónar 4

Hráefni

- 500 g beinlaus, roðlaus kjúklingalæri
- 1 matskeið extra virgin ólífuolía
- 2 matskeiðar harissa mauk
- $\frac{1}{2}$ sítróna (safa)
- 1 laukur (fínt saxaður)
- 3 hvítlauksrif (mulin)
- 2 matskeiðar kókosolía
- 1 tsk kúmen
- 1 tsk reykt paprika
- 350 g kúskús
- 1 grænmetiskraftsteningur
- 1 lítri soðið vatn
- 1 búnt fersk steinselja (fínt söxuð)
- 1 tsk chilli flögur
- 40 g furuhnetur
- 50 g rúsínur

Leiðbeiningar

a) Bætið fyrst ólífuolíu, harissa mauki, salti, pipar og sítrónusafa við kjúklingalærin og nuddið maukinu inn í þau. Þegar það hefur verið húðað, setjið til hliðar og látið marinerast.

b) Á meðan, saxið laukinn og hvítlaukinn, hitið síðan matskeið af kókosolíu á pönnu sem festist ekki. Bætið lauknum út í og eldið í 5 mínútur þar til hann er mjúkur.

c) Bætið hvítlauknum á pönnuna og eldið í 2 mínútur áður en kúmeninu og reyktri paprikunni er bætt út í. Hrærið kryddi út í lauk og hvítlauk og hrærið síðan þurra kúskúsinu saman við.

d) Blandið grænmetiskraftinum og sjóðandi vatni saman við og bætið svo á pönnuna. Hrærið allt þar til það hefur blandast saman og látið kúskúsið drekka í sig vökva.

e) Á meðan hitarðu afganginn af matskeiðinni af kókosolíu á steypujárnspönnu eða pönnu á háum hita. Bætið harissa kjúklingalærunum út í og steikið í 4-5 mínútur á hvorri hlið, áður en það er tekið af pönnunni og sett til hliðar.

f) Þegar kúskúsið hefur sokkið í sig grænmetiskraftinn og tvöfaldast að stærð, setjið yfir í stóra skál og bætið við rúsínum, furuhnetum, steinselju, safa úr ½ sítrónu, salti, pipar og chiliflögum.

39

g) Bættu kúskúsbeði við hvert af ílátunum þínum til að undirbúa máltíðina og settu niðursneidda harissa kjúklinginn ofan á.

11. Buffalo kjúklingapasta salat

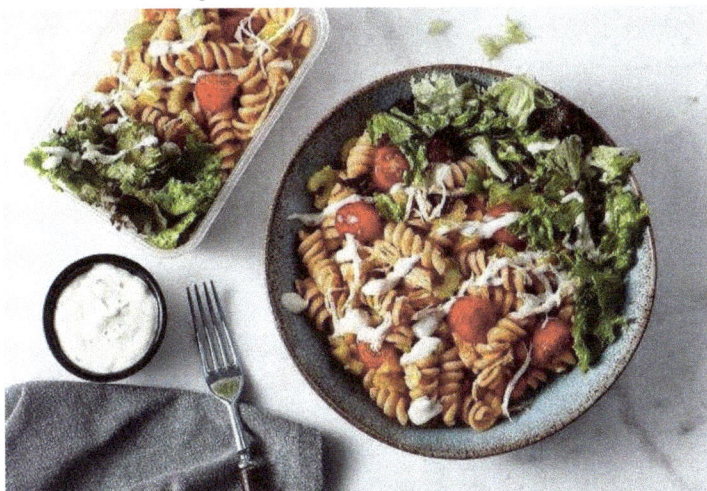

Gerir: 3 máltíðir

Hráefni

Fyrir pasta:

- 160 g soðið pasta

- 3 bringur eldaður kjúklingur

- 2 stilkar sellerí

- Handfylli kirsuberjatómatar

- 1 gul paprika

- 2 matskeiðar fituskert búgarðsdressing

- Stór handfylli blönduð laufblöð

Fyrir buffalo sósuna:

- 175ml peri-peri sósa

- $\frac{1}{2}$ tsk hvítlauksduft

- 4 matskeiðar fituskert smjör eða smjörlíki

- Klípa salt

Leiðbeiningar

a) Setjið pott yfir meðalhita og bætið við peri-peri sósunni og hvítlauksduftinu. Eldið í 2 mínútur, bætið síðan við smjöri og salti og eldið í 5 mínútur til viðbótar, hrærið af og til. Takið af hellunni og látið kólna í nokkrar mínútur.

b) Saxið sellerí, tómata og pipar í hæfilega bita og rífið síðan kjúklinginn í sundur með tveimur gafflum. Setjið í stóra blöndunarskál með soðnu pasta.

c) Hellið buffalósósu yfir og hentu henni í gegnum pastasalatið. Skiptið í 3 ílát til að undirbúa máltíð og dreypið smá búgarðsdressingu yfir hvert og berið fram með handfylli af blönduðum laufum eða uppáhalds hliðarsalati þínu. Geymið í kæli í allt að 3 daga og njótið heitt eða kalt.

12. Kjúklingur, sætar kartöflur og grænmeti

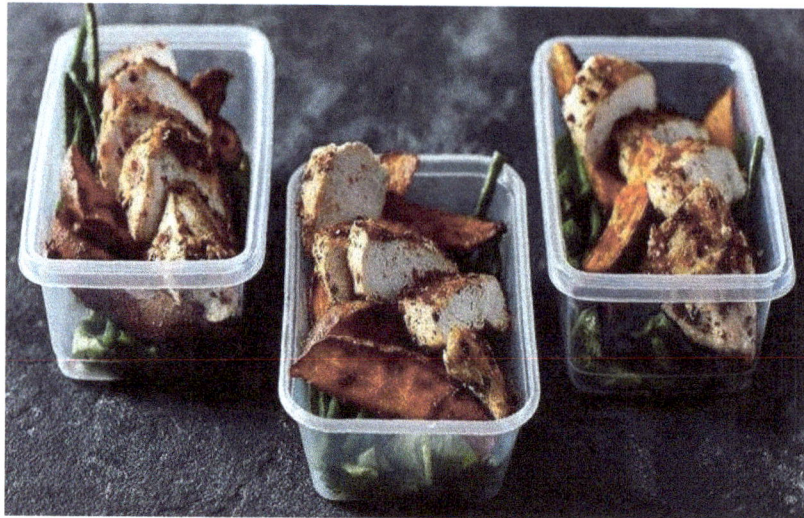

Hráefni

- 2 matskeiðar kókosolía

- 4 x 130 g kjúklingabringur

- 350 g sætar kartöflur

- 1/2 tsk sjávarsalt

- 1/2 tsk svartur pipar

- 1/2 tsk paprika

- 1 poki ferskt spínat

- 350 g grænar baunir (snyrtar)

- Stráið völdum kryddum yfir

Leiðbeiningar

a) Hitið ofninn í 180°C.

b) Byrjaðu á því að skera sætu kartöflurnar í báta og settu á bökunarplötu. Kryddið með salti, pipar og papriku og bakið síðan í 25 mínútur.

c) Sjóðið ketilinn og setjið afskornar grænu baunirnar í skál. Hellið sjóðandi vatni yfir grænu baunirnar með klípu af salti og leyfið að malla í 1-2 mínútur (ekki elda að fullu til að halda næringargildi).

d) Setjið kjúklingabringuna á pönnu eða stóra steikarpönnu á meðalhita og steikið þar til þær eru brúnar á annarri hliðinni, snúið kjúklingnum við og bragðbætið hverja bringu með vali kryddi

e) Þegar kjúklingurinn er vel soðinn er hann settur á borð til að hvíla og kólna.

f) Tæmið grænu baunirnar af saltvatninu.

g) Þegar öll **hráefnin** hafa kólnað skaltu búa til máltíðarboxin. Bætið 2 handfyllum af spínati, skeið af bátum, grænum baunum og kjúklingabringum í hvern kassa.

h) Geymið í loftþéttu íláti í ísskáp, síðan í örbylgjuofn í 3-4 mínútur eða þar til það er pípa heitt.

13. Asískt hnetusmjör Sesam kjúklingur

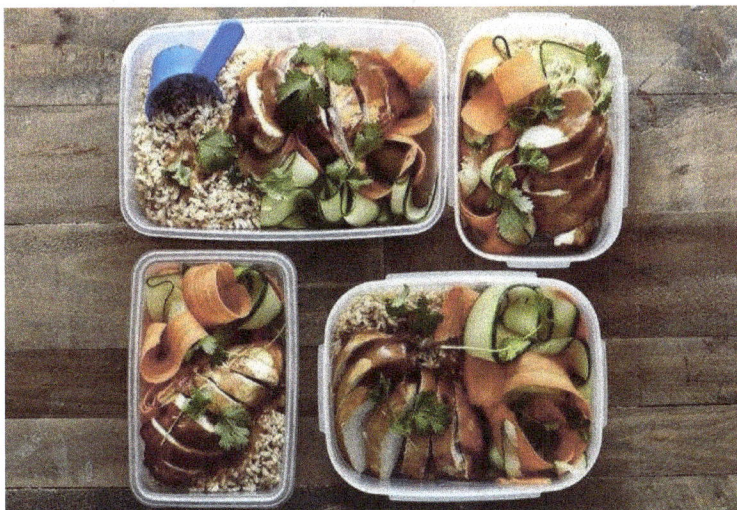

Hráefni

Fyrir kjúklinginn:

- 5 matskeiðar hnetusmjör
- 50ml appelsínusafi
- 3 matskeiðar sykurlaust síróp (hlynbragð)
- 3 matskeiðar sojasósa
- 1 þumalfingur engifer (rifinn)
- 3 kjúklingabringur
- Fyrir salatið:

- 2 gúrkur (spíralaðar eða þunnar sneiðar)
- 2 gulrætur (spíralaðar eða þunnar sneiðar)

Salat sósa:

- 2 matskeiðar sykurlaust sýróp (hlynbragð) eða hlynsíróp
- 4 matskeiðar sojasósa
- 2 matskeiðar sesamolía

Berið fram með:

- 30g (þurrþyngd) brún/basmati hrísgrjón í hverri máltíð

Leiðbeiningar

a) Hitið ofninn í 200°C eða 180°C fyrir blástursaðstoð.

b) Þeytið hnetusmjör, 100ml heitt vatn og appelsínusafa saman þar til það er slétt og bætið síðan sírópinu, sojasósunni og engiferinu saman við. Setja til hliðar.

c) Kryddið og steikið kjúklingabringurnar með því að steikja við háan hita með því að nota non-stick pönnu í 3 mínútur á hvorri hlið, setjið síðan yfir í eldfast mót og hjúpið kjúklinginn vandlega með hnetusmjörssósunni.

d) Bakið í 20 mínútur.

e) Á meðan þú bíður skaltu búa til salatsósuna með því að þeyta sírópinu, soja, sesamolíu og fræjum saman og blanda síðan saman við spíraluðu gúrkuna og gulræturnar.

f) Þegar kjúklingurinn er eldaður, setjið hann í máltíðarbox og berið fram með salatinu og hýðishrísgrjónunum. Þriggja daga hádegisverðarundirbúningur flokkaður.

14. Grillkjúklingur og hrísgrjón

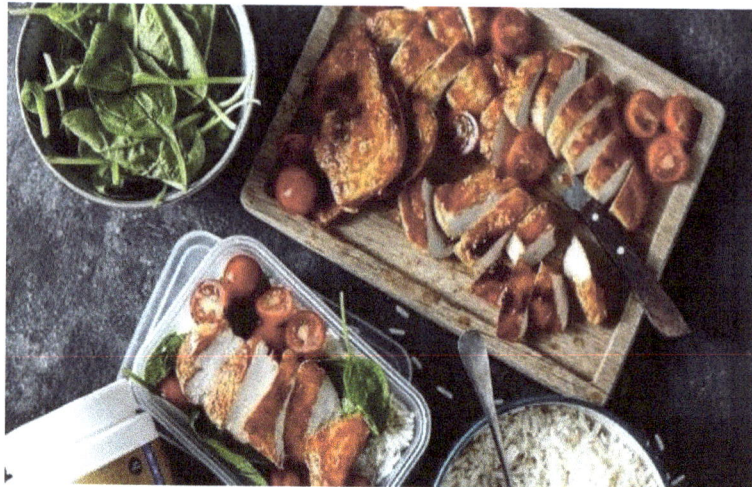

Hráefni

- 1 matskeið Kókosolía
- 450 g soðin hvít hrísgrjón
- 600 g kjúklingabringur
- 6 handfylli spínat
- 75 g maís
- 3 matskeiðar grillsósa
- 1 tsk sæt paprika
- 9 kirsuberjatómatar

Leiðbeiningar

a) Skerið hverja hráa kjúklingabringu í tvennt lárétt.

b) Nuddið grillsósunni, paprikunni, salti og pipar yfir allan kjúklinginn.

c) Bætið kókosolíu á heita pönnu eða pönnu og setjið kjúklinginn á pönnuna við meðalhita í um það bil 4 mínútur á hvorri hlið. Snúið við og þegar það er vel soðið, setjið á disk til að kólna.

d) Bætið 2 handfyllum af spínatinu í botninn á Tupperware plastpottunum þínum.

e) Eldið hrísgrjón samkvæmt **leiðbeiningunum** á pakkningunni og látið kólna. Fylltu pottana þína á annarri hliðinni.

f) Setjið súkkornið ofan á hrísgrjónin og bætið sneiðum tómötum út í.

g) Ljúktu undirbúningnum með því að bæta köldu kjúklingnum út í og setja inn í ísskáp.

15. Low-Cal Lime og Chilli Kalkúnaborgarar

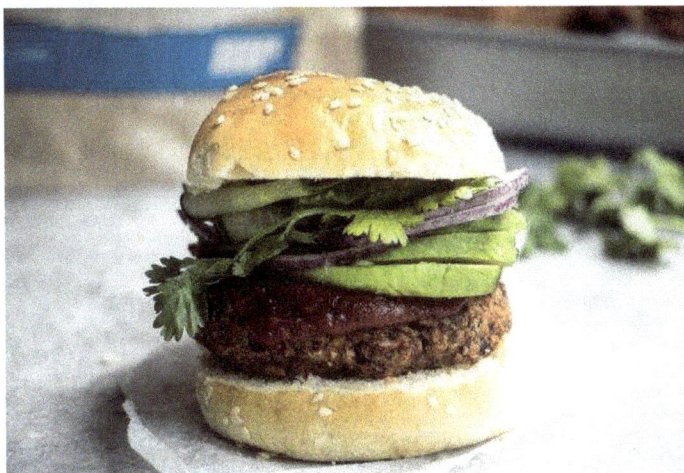

Hráefni

- 1 tsk kókosolía

- 50 g rúllaðir hafrar

- 40 g kalkúnahakk (2-7% fituhakk)

- 1/2 tsk sjávarsalt og svartur pipar

- 1/2 rauður chilli

- 1 tsk hvítlauksmauk

- 1/2 lítill rauðlaukur

- 1/2 lime (safi og börkur)

Leiðbeiningar

a) Hitið fyrst ofninn í 180°C. Bætið höfrunum í matvinnsluvél og vinnið þar til það er fínt blandað.

b) Bætið lauknum, chilli, hvítlauk og limesafa og börk út í og vinnið þar til það er gróft saxað. Næst skaltu bæta við hamborgarahakkinu, salti og pipar og pulsa til að blanda saman.

c) Gerðu 5 hamborgarabökur með höndunum og settu á klædda ofnplötu.

d) Bakið í 15-20 mínútur.

e) Berið fram með grænmeti að eigin vali.

16. Malasískt kjúklingasatay

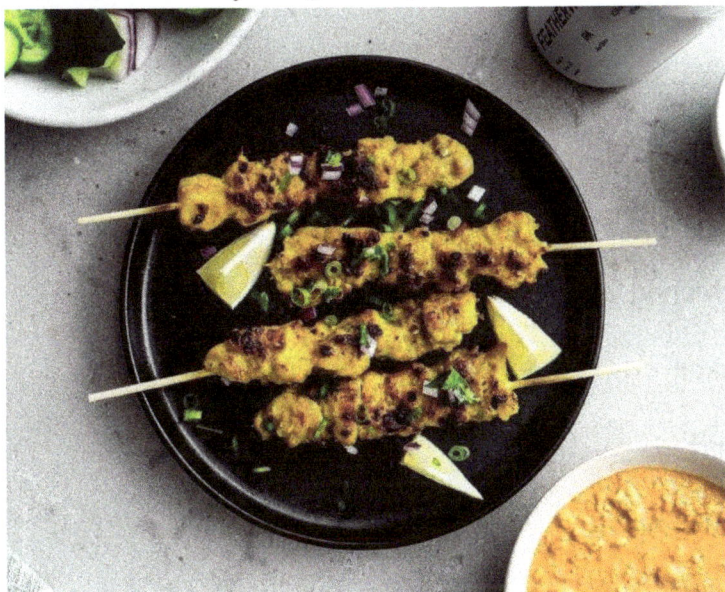

Gerir: 4 máltíðir

Hráefni

- 2 matskeiðar sesam-, hnetu- eða ólífuolía

- 2 stilkar sítrónugras

- 1 hvítur laukur

- 2 hvítlauksrif

- 1 þumalfingur engifer

- 2 rauð chili

- 1 tsk túrmerik

- 1 tsk kúmenfræ

- 8 matskeiðar duftformað hnetusmjör eða 4-6 matskeiðar venjulegt hnetusmjör

- 3 kjúklingabringur (hægeldaðar)

- 300 g heilkorna hrísgrjón (soðin)

- 1 rauðlaukur (saxaður)

- 1 agúrka (hakkað)

Leiðbeiningar

a) Setjið fyrst sesamolíuna, sítrónugrasið, laukinn, hvítlaukinn, engifer, chili, túrmerik og kúmen í blandara. Vinnið þar til þú færð slétt deig.

b) Næst, í sérstakri skál, blandið 8 msk duftformu hnetusmjöri saman við 8 msk vatn þar til það lítur út eins og hnetusmjör. Bæta við aðeins meira dufti eða vatni til að fá viðeigandi samkvæmni.

c) Blandaðu helmingnum af kryddmaukinu saman við hnetusmjörið til að búa til hnetusósu og helltu afganginum af kryddmaukinu yfir hægeldaða kjúklinginn þinn. Þræðið kjúklinginn á 6 litla teina (leggið teini í vatni í að minnsta kosti klukkutíma svo viðurinn brenni ekki). Leyfðu kjúklingnum að marinerast í nokkrar klukkustundir ef þú hefur tíma.

d) Steikið kjúklingaspjótið á miðlungs til háum hita í 8-10 mínútur eða þar til þær eru fulleldaðar. Þegar það er soðið, takið það af pönnunni og setjið til hliðar.

e) Bætið hnetusósunni á sömu pönnu og látið suðuna koma upp, hrærið af og til þar til hún er pípa heit. Takið af hitanum.

f) Útbúið þrjár Tupperware kassar með soðnum hrísgrjónum, söxuðum gúrku og söxuðum rauðlauk. Bætið tveimur kjúklingaspjótum í hvern kassa. Skiptið hnetusósunni í þrjú smærri Tupperware box eða hellið sósunni beint yfir kjúklinginn.

g) Geymið í kæli í allt að 3 daga. Örbylgjuofn á fullu afli í 3 mínútur eða þar til pípa heitt. Og þarna ertu – 3 daga máltíðir til að lífga upp á hádegisverð á skrifstofunni!

17. Kjúklingur Tikka Masala

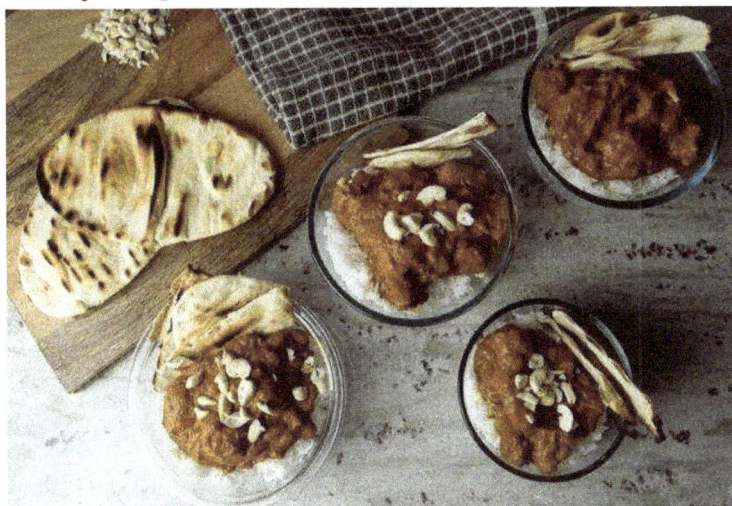

Þjónar 4

Hráefni

- 1 matskeið 100% kókosolía

- 500 g kjúklingabringur (hægeldaðar)

- 1 hvítlaukur (fínt saxaður)

- 4 hvítlauksrif (rifin eða mulin)

- 1 matskeið engifer (rifinn)

- 2 matskeiðar tómatmauk

- 1 tsk túrmerik

- 1 tsk garam masala

- ½ tsk chilli duft

- 1 dós saxaðir tómatar (blandaðir)

- 1 bolli af sjóðandi kjúklingakrafti

- 3 stórar matskeiðar fullfeiti grísk jógúrt

Berið fram með:

- 50 g basmati hrísgrjón í hverjum skammti (þurrþyngd)

- 2 flatkökur (skornar í strimla)

- 20 g saxaðar kasjúhnetur

Leiðbeiningar

a) Hitið fyrst kókosolíuna á pönnu við meðalhita og bætið kjúklingabringunum og lauknum út í. Kryddið með salti og pipar og steikið þar til kjúklingurinn er ekki lengur bleikur að utan.

b) Lækkið hitann og bætið hvítlauknum, engiferinu, tómatmaukinu, túrmerikinu, garam masala og chiliduftinu saman við skvettu af vatni og hrærið vel í 1-2 mínútur til að leyfa ilmunum úr kryddunum að losna.

c) Bætið síðan blönduðu tómötunum og kjúklingakraftinum út í, látið krauma á pönnunni og látið malla í 10 mínútur, hrærið af og til.

d) Þegar sósan þín hefur minnkað um u.þ.b. helming skaltu taka af hitanum og hræra grísku jógúrtunni í gegnum. Ef þú vilt hafa það ofurrjómakennt skaltu ekki hika við að bæta við grískri jógúrt eða öfugt.

e) Berið fram með basmati hrísgrjónum, flatbrauðsstrimlum og söxuðum kasjúhnetum.

18. kókoshnetukjúkling og hrísgrjónamáltíð með einum potti

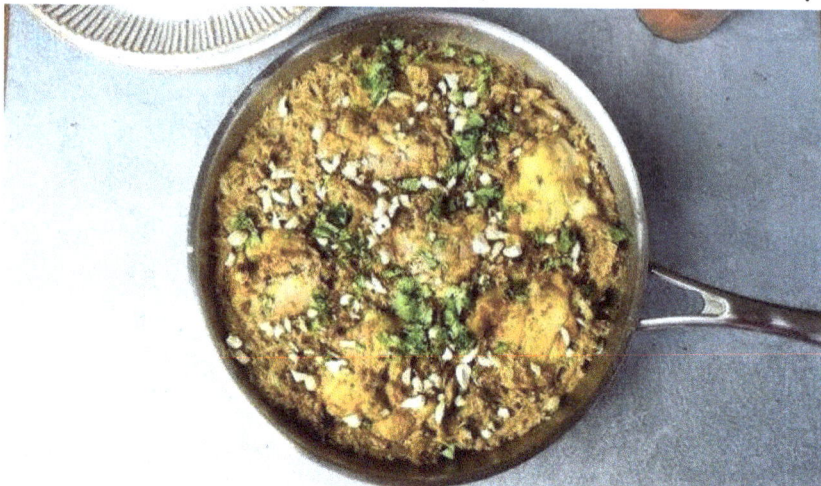

Hráefni

Fyrir kjúklinginn:

- 5-6 roðlaus kjúklingalæri

- 2 matskeiðar jógúrt

- 1 tsk engifer

- 1 tsk túrmerik

- ½ tsk chilli duft

- ¼ teskeið salt

Fyrir pottinn:

- 1 matskeið kókosolía

- 1 laukur (þunnt sneið)

- 2-3 hvítlauksrif (rifin)

- 1 tsk engifer (rifinn)

- ½ tsk chilli duft

- 250 g basmati hrísgrjón (bleytt og tæmd)

- 1 dós ljós kókosmjólk

- ½ stór bolla af soðnu vatni

Að þjóna:

- Saxaðar kasjúhnetur

- Kóríander

Leiðbeiningar

a) Bætið kjúklingalæri, jógúrt, engifer, túrmerik, chilli dufti og salti í skál og blandið vel saman þar til kjúklingurinn er alveg húðaður. Setjið til hliðar og látið marinerast í að minnsta kosti 15 mínútur, helst yfir nótt.

b) Hitið kókosolíu á stórri djúpri pönnu eða eldfast mót á meðalhita og bætið kjúklingalærunum út í.

c) Eldið í 5 mínútur áður en það er snúið við og eldið í 5-10 mínútur í viðbót þar til kjúklingurinn er eldaður í gegn. Takið af pönnunni og setjið til hliðar.

d) Bætið lauknum á pönnuna með smá skvettu af vatni og steikið í 5 mínútur. Bætið síðan hvítlauknum, engiferinu, chiliduftinu og annarri skvettu af vatni út í. Hrærið stöðugt þar til laukurinn er húðaður með kryddi og látið steikjast í 2 mínútur.

e) Hrærið basmati hrísgrjónunum út í laukinn og kryddið, bætið síðan kókosmjólkinni og 1/2 bolli af soðnu vatni út í. Hrærið vel í þessu öllu saman, látið suðuna koma upp og setjið svo kjúklingalærin aftur á pönnuna ofan á hrísgrjónin.

f) Lokið með loki og látið malla í 15-20 mínútur þar til hrísgrjón eru soðin.

g) Skreytið með söxuðum kasjúhnetum og kóríander áður en borið er fram.

19. BBQ Pulled Chicken Mac N ostur

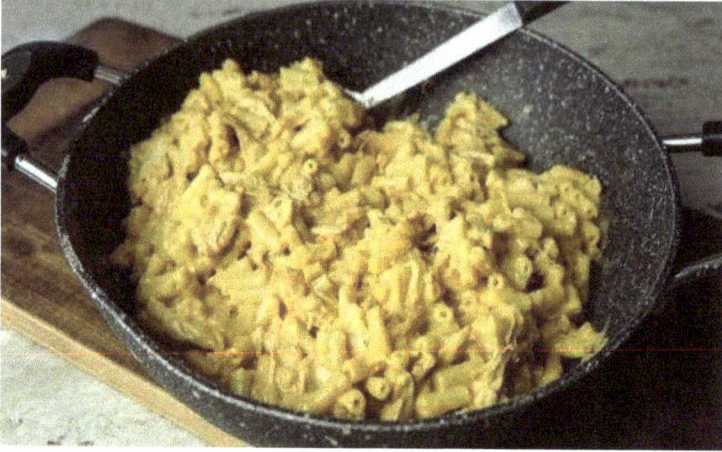

Þjónar 4

Hráefni

Fyrir BBQ pulled chicken:

- 4 matskeiðar sykurlaus sósa (BBQ)

- 1 tsk paprika

- 1 tsk hvítlaukskorn

- Salt

- Pipar

- 300 g kjúklingabringur

Fyrir mac n ostinn:

- 3 matskeiðar smjör

- 3 matskeiðar venjulegt hveiti

- 1 hvítlauksrif (mulið)

- 1 matskeið paprika

- 1 pint léttmjólk

- 150 g fituskert cheddar (rifinn)

- 250 g makkarónupasta

- Chilli flögur til að krydda

Leiðbeiningar

a) Forhitið ofninn í 180°C/350°F og sjóðið stóran pott af vatni.

b) Blandið síðan saman BBQ sykurlausu sósunni, papriku, hvítlaukskornum, salti og pipar í lítilli skál.

c) Skerið djúpa sneið til hliðar í hverja kjúklingabringu og flytjið yfir á bökunarplötu klædda álpappír. Hellið svo BBQ sósublöndunni á kjúklingabringurnar.

d) Nuddið sósunni inn í kjúklingabringurnar þannig að þær séu alveg þaktar, innsiglið síðan kjúklingabringurnar í álpappírnum og bakið í 25 mínútur.

e) Þegar hann er bakaður skaltu fjarlægja kjúklinginn úr álpappírnum - leggðu BBQ-safann til hliðar - og rífðu síðan kjúklinginn með tveimur gafflum.

f) Bætið BBQ safanum og rifnum kjúklingi á pönnu og steikið við meðalhita í 3-4 mínútur og setjið síðan til hliðar. Ekki hika við að bæta við BBQ sykurlausri sósu ef þú vilt.

g) Settu makkarónupasta þitt á til að elda.

h) Bræðið smjörið á meðan á djúpri pönnu. Bætið hvítlauknum og paprikunni út í og steikið í 2 mínútur.

i) Bætið hveitinu út í, þeytið vel og bætið svo mjólkinni smám saman út í.

j) Bætið síðan fitusnauðu cheddarnum út í, hrærið þar til það
    bráðnar í hvítu sósunni, og bætið svo að lokum við rifnum
    BBQ kjúklingi og soðnu makkarónupasta. Hrærið vel til að
    tryggja að allt sé blandað saman.

k) Berið fram með chilli flögum eða svörtum pipar fyrir smá
    kick og njótið!

20. Hnetusmjör Kjúklingakarrí

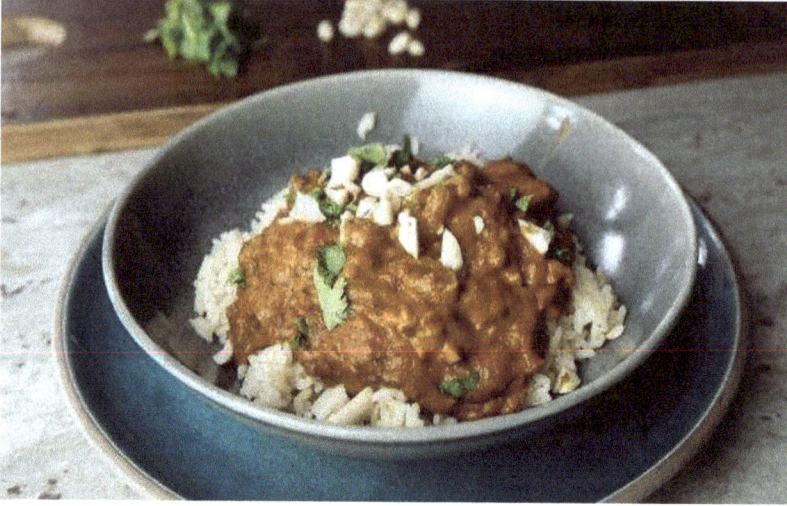

Þjónar 4

Hráefni

- 1 matskeið 100% kókosolía

- 400 g kjúklingabringur (í teningum)

- 1 laukur (sneiddur)

- 2 hvítlauksgeirar (fínt saxaðir)

- 1 stykki engifer á stærð við þumal (fínt saxað)

- 1 rauður chilli (fræhreinsaður og smátt saxaður)

- 5 matskeiðar karrýduft

- 1 dós saxaðir tómatar

- 1 handfylli ferskt kóríander (hakkað)

- 400ml létt kókosmjólk

- 100 g náttúrulegt hnetusmjör (stökkt)

Að þjóna:

- Basmati hrísgrjón (um 75g á mann)

- Saxaðar jarðhnetur

- Kóríander

Leiðbeiningar

a) Hitið fyrst kókosolíuna á stórri pönnu og bætið kjúklingnum
    út í. Kryddið létt og steikið þar til það er eldað í gegn og
    gullinbrúnt að utan, setjið síðan til hliðar.

b) Bætið nú lauknum út í og steikið þar til hann er mjúkur.
    Bætið söxuðum hvítlauk, engifer og chilli saman við og
    steikið í 1-2 mínútur í viðbót áður en karrýduftinu og stórum
    skvettu af vatni er bætt út í. Látið suðuna koma upp, hrærið
    vel og eldið í 5 mínútur.

c) Bætið nú söxuðum tómötum og kóríander út í, hrærið vel í og
    látið malla í 10 mínútur í viðbót, hrærið af og til.

d) Hrærið léttu kókosmjólkinni smám saman út í sósuna og
    bætið svo stökku hnetusmjörinu út í. Hrærið allt saman mjög
    vel og látið malla við vægan hita þar til karrýið hefur náð
    viðeigandi þéttleika.

e) Berið fram með basmati hrísgrjónum og strá af söxuðum
    kóríander og hnetum, njótið svo!

21.Fajita Pasta bakað

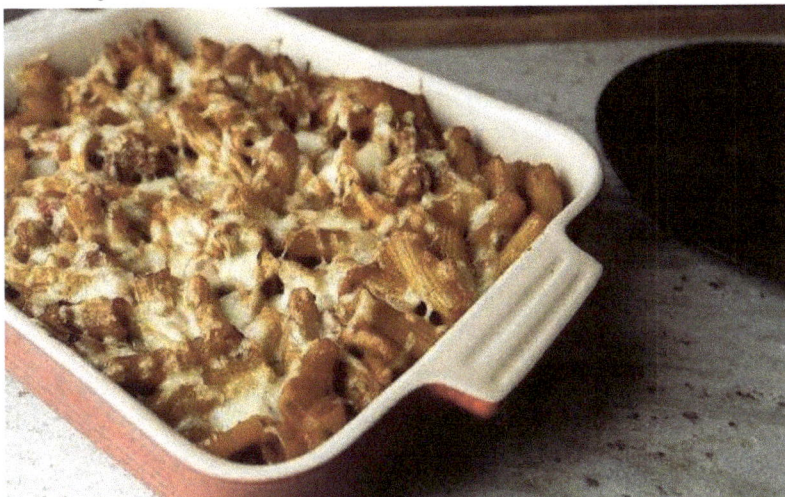

Þjónar 5

Hráefni

- 1 matskeið kókosolía
- 350 g kjúklingalæri (í teningum)
- 1 laukur (fínt skorinn)
- 2 paprikur (fínt skornar)
- ½ pakki fajita krydd
- 350 g rigatoni
- 100 g salsadýfa
- 100 g léttur rjómaostur
- Lítið búnt af kóríander (stönglar fjarlægðir, smátt saxaðir)
- 50 g ljós cheddar
- 30 g ljós mozzarella

Leiðbeiningar

a) Hitið fyrst ofninn í 180°C/360°C.

b) Hitið kókosolíuna á stórri pönnu og bætið kjúklingalærunum saman við. Kryddið vel með salti og pipar og steikið í 6-7 mínútur, snúið einu sinni til tvisvar þar til þær byrja að brúnast að utan. Takið af pönnunni og setjið til hliðar.

c) Settu pasta á þig svo það sé tilbúið til að setja það á pönnuna eftir tíu mínútur.

d) Bætið nú lauknum og paprikunni á pönnuna og steikið þar til mjúkt, hrærið reglulega í. Bætið fajita kryddinu og eldaða kjúklingnum aftur út í, hrærið vel og steikið í 5 mínútur.

e) Bættu síðan við soðnu pastanu þínu (passaðu að tæma það áður), salsasinu og rjómaostinum og blandaðu vandlega saman svo allt blandist jafnt saman.

f) Bætið að lokum söxuðum kóríander út í og hrærið vel áður en það er sett í stórt eldfast mót.

g) Setjið ostinn yfir og bakið í 10-15 mínútur þar til hann fer að verða stökkur.

h) Skreytið með söxuðum vorlauk og kóríander og grafið svo ofan í!

22. Rjómalöguð sítrónu- og timjankjúklingur

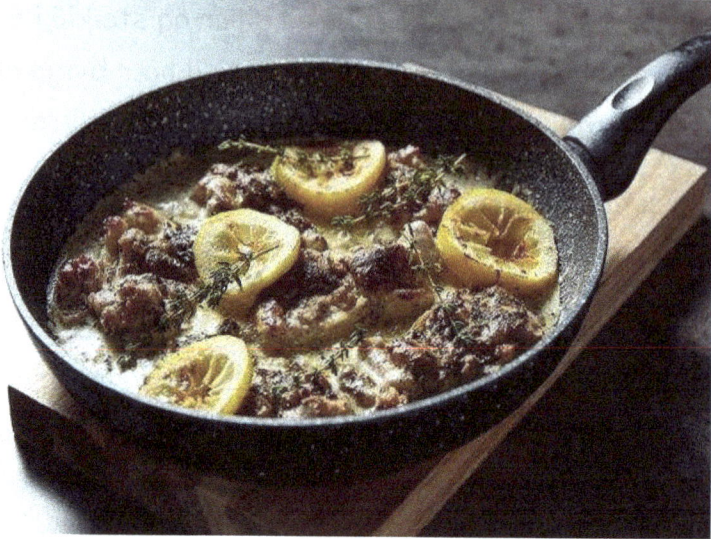

Þjónar 6

Hráefni

- 2 tsk ferskt timjan

- 2 tsk blandaðar kryddjurtir

- Salt og pipar eftir smekk

- 6 beinlaus, roðlaus kjúklingalæri

- 1 matskeið olía

- 1 laukur (hakkað)

- 2 hvítlauksgeirar (saxaðir)

- Safi úr 1 sítrónu

- 100ml kjúklingakraftur

- 200ml crème fraiche

- Sítrónu sneiðar

- Ferskt timjan

Tillögur um framreiðslu:

- Quinoa (um það bil 50g í hverjum skammti)

- Mjúkt stilkur spergilkál

Leiðbeiningar

a) Fyrst skaltu undirbúa kryddið með því að blanda fersku
    timjan, blönduðum kryddjurtum, salti og pipar í litla skál.
    Stráið ríkulega yfir kjúklingalærin, passið að hjúpa það jafnt
    og haltu því kryddi sem eftir er til hliðar til að nota síðar.

b) Næst skaltu bæta olíunni á stóra pönnu yfir meðalhita.
    Þegar það er orðið heitt skaltu bæta kjúklingalærunum við
    og steikja í nokkrar mínútur á hvorri hlið. Þær eiga að vera
    stökkar og brúnaðar að utan og alveg eldaðar að innan (án
    bleikum bita). Takið kjúklinginn af pönnunni og setjið til
    hliðar.

c) Á sömu pönnu og þú eldaðir kjúklinginn, bætið lauknum og
    hvítlauknum út í og steikið í nokkrar mínútur þar til það er
    mjúkt. Bætið síðan sítrónusafanum, kjúklingakraftinum og
    einhverju af kryddblöndunni sem eftir er út í, hrærið vel
    saman og leyfið að bóla í nokkrar mínútur.

d) Bætið crème fraiche út í, hrærið í og látið sjóða í 2-3
    mínútur í viðbót til að þykkna. Bætið svo kjúklingalærunum
    aftur í pönnuna og leyfið að hitna í nokkrar mínútur.

e) Takið af hellunni og skreytið með ferskum sítrónusneiðum og
    stráð af timjan. Berið fram með kínóa og njóttu strax eða
    skammtaðu fyrir máltíðina þína fyrir vikuna. Ljúffengur.

23. Kjúklingur og Chorizo Paella

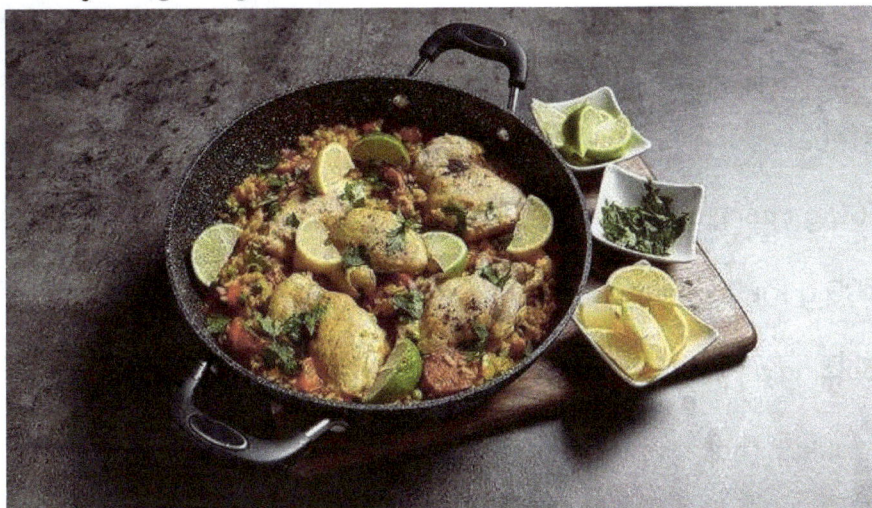

Þjónar 5

Hráefni

- 100 g chorizo

- 500 g kjúklingalæri án roðs

- Salt og pipar eftir smekk

- 1 laukur (hakkað)

- 1 tsk túrmerik

- 1 tsk paprika

- 2 hvítlauksrif (hakkað)

- 1 rauð paprika (sneidd)

- 225 g paella hrísgrjón

- 400ml kjúklingakraftur

- 4 tómatar (saxaðir)

- 100 g baunir

Til að skreyta:

- Sítrónu- og limebátar

- Fersk steinselja

Leiðbeiningar

a) Bætið fyrst chorizo bitunum á stóra pönnu sem festist ekki og eldið í nokkrar mínútur þar til hliðarnar byrja að brúnast og olíur losna. Fjarlægðu síðan og settu til hliðar til síðar.

b) Bætið kjúklingalærunum á pönnuna og eldið í náttúrulegu olíunum úr kóríazóinu. Kryddið með salti og pipar og steikið í gegn þar til það er brúnt á hvorri hlið og enginn bleikur er eftir. Takið af pönnunni og setjið til hliðar líka.

c) Bætið næst söxuðum lauknum út í og steikið í nokkrar mínútur þar til hann mýkist. Bætið síðan túrmerikinu, paprikunni, hvítlauknum og rauðum pipar út í og hrærið vel til að hjúpa allt í kryddinu.

d) Eftir nokkrar mínútur er paella hrísgrjónunum bætt út í og hrært í. Hellið þá kjúklingakraftinum og söxuðum tómötum út í og blandið öllu saman þar til það er jafnt blandað.

e) Bætið chorizo bitunum aftur á pönnuna og hrærið í, bætið svo kjúklingalærunum út í. Lokið pönnunni með loki og látið malla í 15 mínútur til að leyfa hrísgrjónunum að eldast og drekka í sig vökvann.

f) Bætið að lokum baununum út í, hrærið í og leyfið að hitna í nokkrar síðustu mínútur áður en hitað er tekið af. Berið fram með miklu af lime og sítrónubátum og skreytingu af ferskri steinselju.

24. Auðveld próteinskála máltíðarundirbúningur

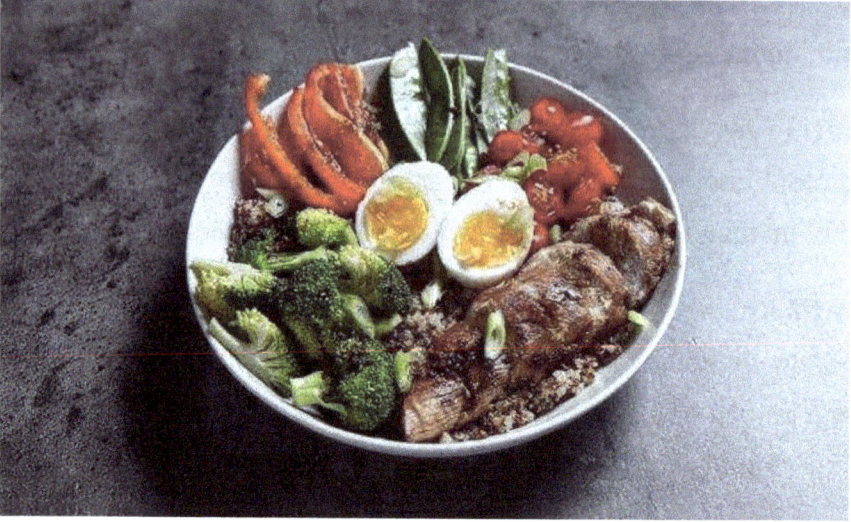

Þjónar 1

Hráefni

- 2 matskeiðar sojasósa

- 1 matskeið hunang

- 1 tsk svartur pipar

- 1 matskeið hvítlaukur (hakkað)

- 1 kjúklingabringa

- 75 g kínóa

- 200ml vatn

- 1 egg

- 50 g spergilkál

- 50 g kál

- $\frac{1}{2}$ rauð paprika (sneidd)

- 4 kirsuberjatómatar (halaðir)

- Vorlaukur (saxaður)

Leiðbeiningar

a) Blandaðu fyrst saman sojasósu, hunangi, svörtum pipar og hvítlauk til að búa til marinering. Hellið 3/4 af marineringunni yfir kjúklingabringuna, setjið lok á og látið marinerast í ísskápnum í 30 mínútur (eða þú gætir gert þetta kvöldið áður). Geymið afganginn af marineringunni til hliðar til að bera fram með síðar.

b) Bætið því næst kínóa og 200 ml af vatni á pönnu, setjið lokið yfir og látið suðuna koma upp. Þegar það hefur sjóðað, bætið þá sigti yfir pönnuna og setjið eggið í miðjuna fyrir ofan kínóaið. Lokið aftur og látið gufa í 10 mínútur.

c) Á meðan á sérstakri pönnu, hitið smá olíu eða kaloríusnauðan matreiðsluúða og bætið svo marineruðu kjúklingabringunum út í. Eldið í um það bil 5-7 mínútur á hvorri hlið þar til það er brúnt og alveg eldað í gegn án bleikra bita inni.

d) Bætið spergilkálinu og spergilkálinu í sigtið fyrir ofan kínóaið, setjið lok á og látið gufa í 5 mínútur til viðbótar. Fjarlægðu síðan sigtið varlega og hrærðu kínóainu með gaffli til að fleyta það upp.

e) Byggðu próteinskálina þína. Búðu til kínóabotn, bætið svo soðnu spergilkálinu og spergilkálinu saman við ásamt sneiðum af rauðum pipar og kirsuberjatómötum. Bætið niðursneiddum kjúklingabringum og soðnu eggi út í (fjarlægið skurnina fyrst!) bætið svo við afganginum af marineringunni sem þið geymduð til hliðar og skreytið með söxuðum vorlauk.

25. Svefnuð túnfisksteik og sætar kartöflubátar

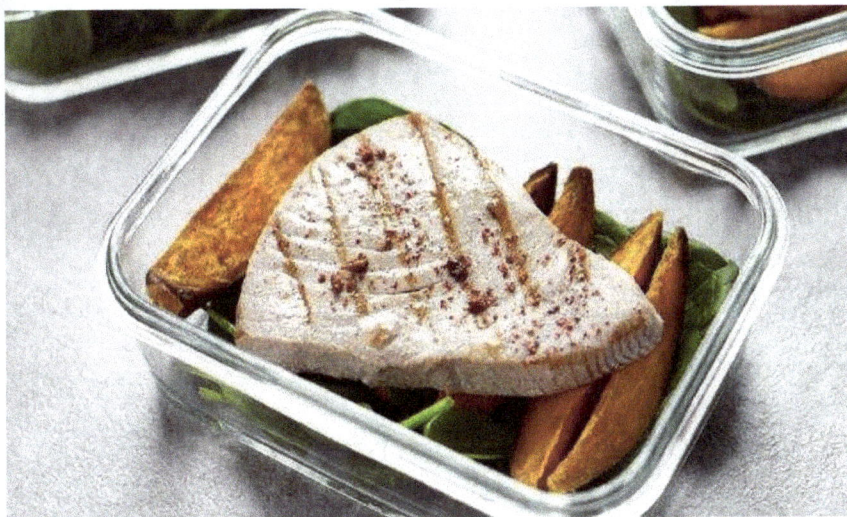

Gerir 4

Hráefni

Fyrir túnfisksteikurnar:

- 4 x 150 g túnfisksteikur

- 1 tsk gróft sjávarsalt

- 1 matskeið 100% kókosolía (bræett)

- 2 matskeiðar bleik piparkorn

- Fyrir sætu kartöflurnar:

- 4 stórar sætar kartöflur

- 1 matskeið venjulegt hveiti

- 1/2 tsk salt

- 1/2 tsk pipar

- 1/2 matskeið 100% kókosolía (bræett)

Leiðbeiningar

a) Fyrst skaltu forhita ofninn þinn í 200°C.

b) Undirbúið síðan sætu kartöflurnar. Skrúbbið hverja kartöflu og stingið í alla með gaffli. Settu á örbylgjuofn disk og örbylgjuofn á hátt í 4-5 mínútur, taktu síðan úr örbylgjuofninum og láttu kólna í eina eða tvær mínútur.

c) Þegar þær eru orðnar nógu köldar til að snerta þær, skerið þær niður í báta. Stráið hveiti, salti, pipar og bræddu kókosolíu yfir bátana og hristið þá aðeins til að hjúpa þá (þetta verður ofurstökkt). Setjið þær á bökunarplötu og bakið við 200°C í 15-20 mínútur.

d) Þegar sætu kartöflufrönskurnar eru næstum tilbúnar er kominn tími til að elda túnfisksteikurnar þínar. Húðaðu hverja steik með bræddri kókosolíu á báðum hliðum, stráðu síðan salti yfir og settu í stóra steikarpönnu eða pönnu sem hefur þegar verið yfir hitanum í eina mínútu eða svo.

e) Steikið túnfisksteikurnar á hvorri hlið í 1-2 mínútur ef þú vilt frekar steiktan túnfisk, eða 3-4 mínútur á hvorri hlið ef þú vilt hafa hann í gegn.

f) Undirbúið máltíðarboxið með salati eða spínatlaufum, skiptið síðan sætu kartöflubátunum í sundur og bætið loks túnfisksteik út í. Stráið steikinni yfir muldum bleikum piparkornum og berið fram með sítrónubát.

g) Geymið í loftþéttum umbúðum í kæli í allt að 3 daga. Þegar þú ert tilbúinn til að borða skaltu fjarlægja lokið og setja það lauslega aftur ofan á og skilja eftir smá bil. Örbylgjuofn á háu í 3 ½ mínútu eða þar til pípa heitt. Látið standa í 1 mínútu áður en þú borðar.

26. Fljótlegur kryddaður Cajun lax og hvítlaukur grænmeti

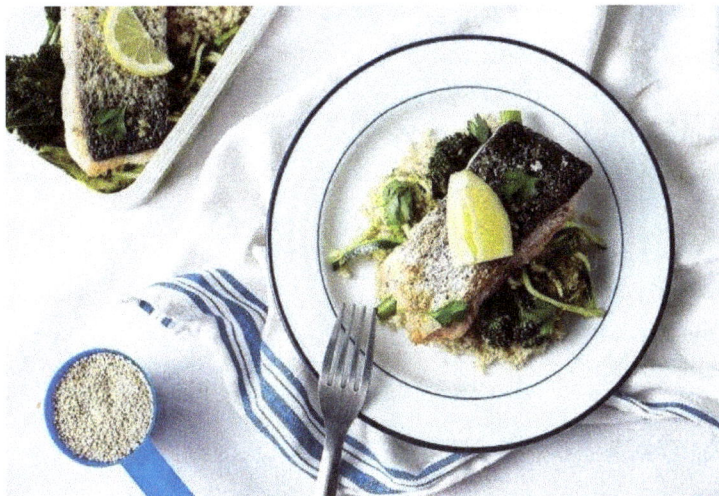

Hráefni

- 3 hvítlauksgeirar (gróft saxaðir)

- 1 sítróna (sneið í mjög þunna hringa)

- 3 villt laxaflök

- 1,5 msk cajun krydd

- 1 matskeið ólífuolía

- 1 tsk gróft sjávarsalt og svartur pipar

- 180g (þurrþyngd) kúskús

- 10-12 stilkar spergilkál

- 2 kúrbítar

Leiðbeiningar

a) Hitið ofninn í 160°C. Saxið þurru endana á mjúku spergilkálinu af (um það bil 1 cm) og blandið kúrbítnum í spíral.

b) Settu spergilkálið í djúpa bökunarplötu, settu síðan kúrbítinn, hvítlaukinn og sítrónuna yfir og kryddaðu með sjávarsalti og svörtum pipar. Dreypið smá ólífuolíu yfir.

c) Nuddið laxaflökin á allar hliðar með afganginum af ólífuolíu og cajun kryddinu og setjið þau síðan ofan á grænmetið með skinnhliðinni upp. Bakið í 25 mínútur, hækkið síðan hitann í

180°C og bakið í 5 mínútur í viðbót þar til húðin fer að stökkva.

d) Eldið kúskús samkvæmt **leiðbeiningunum** á pakkningunni og skiptið síðan í 3 Tupperware ílát. Skiptið laxinum, grænmetinu og nokkrum sítrónusneiðum á ílátin og látið kólna. Lokið og kælið í allt að 3 daga.

e) Þegar þú ert tilbúinn til að borða skaltu elda í örbylgjuofni á fullu afli í 3 mínútur eða þar til það er pípa heitt.

27. Túnfiskpastasalat

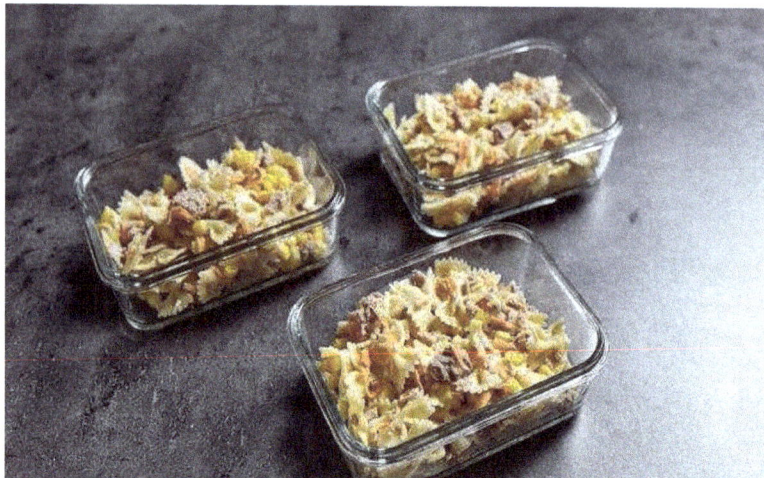

Þjónar 3

Hráefni

- 200 g soðið pasta

- 2 dósir túnfiskur

- 1 dós maís (100g)

- 2 gulrætur (rifnar)

- 1 gul paprika (hægelduð)

Fyrir dressinguna:

- 4 matskeiðar ólífuolía

- 1 sítróna (safi og börkur)

- $\frac{1}{2}$ tsk hvítlauksduft

- Salt og pipar eftir smekk

Leiðbeiningar

a) Gerðu fyrst dressinguna með því að bæta olíu, sítrónusafa
   og -börk, hvítlauksdufti og salti og pipar í litla skál og hræra
   vel saman.

b) Næst skaltu bæta soðnu pastanu þínu í stóra skál og síðan bæta við rifnum gulrótum, sætukorni, hægelduðum pipar og tæmdum túnfiski. Hellið dressingunni yfir og notið síðan stóra skeið til að blanda öllu varlega saman svo allt dreifist jafnt.

c) Skjótið í 3 máltíðarílát og geymið í ísskáp næstu daga. Hádegismatur raðað.

28. Lax pota skál

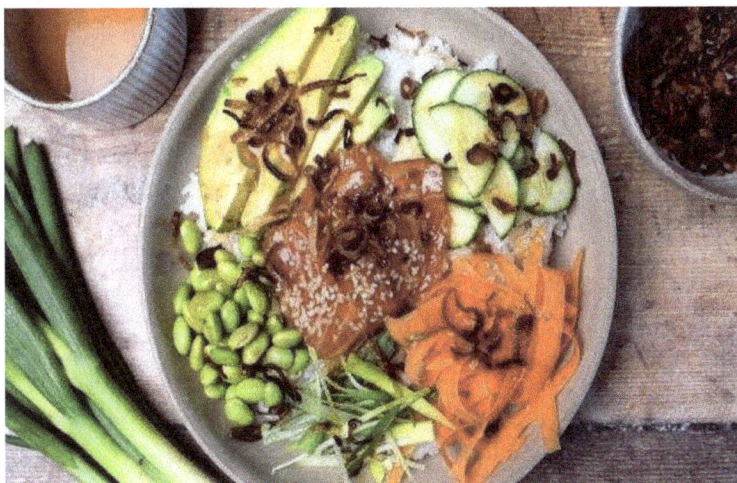

Þjónar 4

Hráefni

- 3 matskeiðar létt majónesi
- 1 matskeið sriracha
- 2 matskeiðar sojasósa
- 2 matskeiðar mirin (eða annað hrísgrjónavínsedik)
- 1 matskeið ristað sesamolía
- 1 matskeið hunang
- 300 g sashimi lax
- 1 gulrót
- 1 agúrka
- 2-3 vorlaukar
- 1 avókadó (sneið)
- 1 bolli tilbúnar edamame baunir
- 250 g klístruð hvít sushi hrísgrjón
- 1-2 skalottlaukar (fínt skornir)
- 1 matskeið kókosolía

- Til að skreyta: sesamfræ

Leiðbeiningar

a) Blandaðu fyrst saman léttu majónesi, sriracha, sojasósu, mirin, sesamolíu og hunangi til að gera slétta marinering.

b) Geymið $\frac{1}{2}$ af marineringunni til að nota sem dressingu síðar, bætið síðan sashimi laxi við afganginn af marineringunni. Blandið laxi saman við marineringuna, passið að skemma hann ekki og látið marinerast í að minnsta kosti eina klukkustund.

c) Skolið sushi hrísgrjón vandlega þar til vatnið rennur út. Eldið síðan sushi hrísgrjón í samræmi við **leiðbeiningar á pakka** (eldið venjulega í um það bil 10 mínútur og gufið síðan í 10 mínútur) og látið kólna áður en það er borið fram.

d) Skerið gúrkuna í fernt, skerið vorlaukinn í þunnar sneiðar eftir endilöngu og Julienne gulrætur með skrældara.

e) Hitið nú kókosolíuna á pönnu sem festist ekki og bætið niðursneiddum skalottlaukum út í. Steikið skalottlaukana varlega við lágan hita í um það bil 7 mínútur þar til þeir verða brúnir og stökkir. Fjarlægðu síðan af pönnunni og færðu yfir á pappírshandklæði.

f) Þegar allt er tilbúið skaltu búa til skálina þína með því að setja hrísgrjón í lag og síðan allt álegg. Skreytið með

sesamfræjum og njótið strax, eða geymið í loftþéttum
umbúðum í ísskáp í allt að 3 daga sem máltíðarundirbúning.

29. Próteinríkt Kedgeree

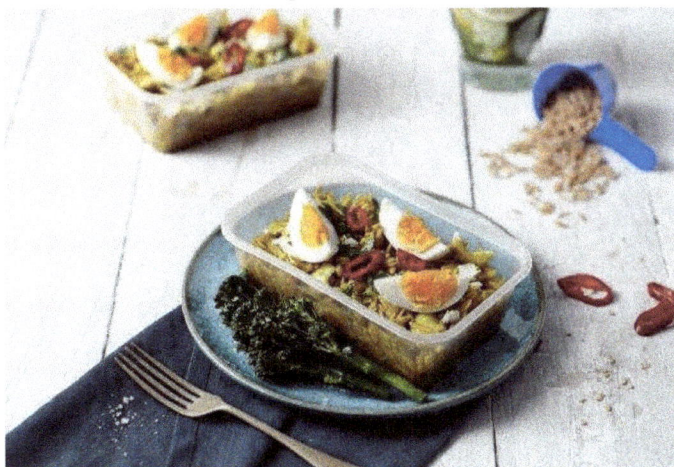

Gerir: 3 máltíðir

Hráefni

- 3 flök reykt ýsa
- 1 tsk Kókosolía
- 1 hvítlaukur (fínt saxaður)
- 1 tsk túrmerik
- 1 tsk malað kóríander
- 1 tsk miðlungs karrýduft
- 3 harðsoðin egg (afhýdd og skorin í fjórða)
- 500 g soðin heilkornshrísgrjón eða Zero Rice (160g þurrþyngd)
- Handfylli ferskt kóríander

Leiðbeiningar

a) Setjið reykta ýsuna í stóra pönnu við meðalhita. Hyljið með tommu af vatni. Látið suðuna koma upp, lækkið hitann og látið malla í 5 mínútur. Þegar það er soðið, takið það af hellunni og brjótið í sundur í bita. Setja til hliðar.

b) Hellið vatninu af pönnunni og bætið kókosolíu út í. Bætið söxuðum lauknum út í og látið malla við miðlungs til lágan hita í 5 mínútur þar til hann er gullinn.

c) Bætið túrmerikinu, möluðu kóríander og karrídufti út í og eldið í 30 sekúndur til viðbótar, hrærið af og til.

d) Bætið soðnum hrísgrjónum og ýsu út í og hrærið. Hitið í gegn, bætið svo soðnu eggjunum út í og hrærið aftur. Flyttu í máltíðarílát og berðu fram með grænmeti að eigin vali.

30. Kryddað lambakjöt með fetabulgur

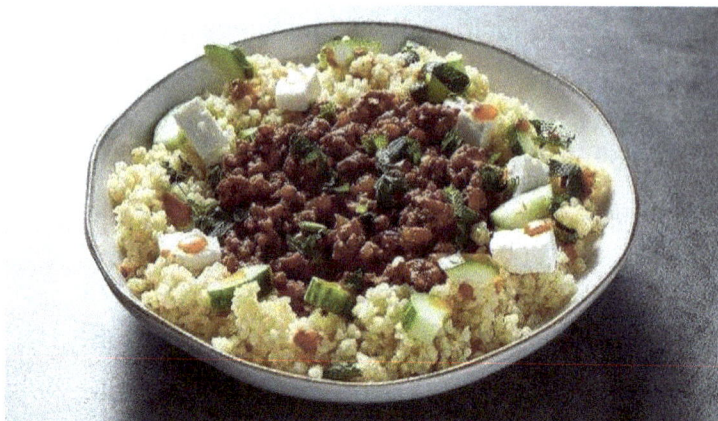

Þjónar 2

Hráefni

- 1 matskeið olía

- 1 rauðlaukur (sneiddur)

- 1 matskeið ras el hanout

- 3 matskeiðar tómatmauk

- 250 g lambahakk

- Salt og pipar eftir smekk

- 125ml sjóðandi vatn

- 130 g bulgur hveiti

- 100 g feta (teningur)

- $\frac{1}{2}$ agúrka (skorin í bita)

- Fersk myntublöð til að skreyta

Leiðbeiningar

a) Hitið fyrst olíuna á stórri pönnu og steikið laukinn í nokkrar mínútur þar til hann er mjúkur. Bætið ras el hanout og tómatpúrru út í og hrærið þar til allt er jafnhúðað.

103

b) Bætið nú lambahakkinu út í og brjótið í bita og hrærið saman við allt hitt. Kryddið með salti og pipar eftir smekk og látið malla í 5-10 mínútur eða þar til það er ekki lengur bleikt.

c) Bætið sjóðandi vatninu út í og látið malla í 10 mínútur til viðbótar þannig að vökvinn minnki og sósan þykknar.

d) Á meðan, bætið bulgurhveitinu í pönnu með sjóðandi vatni og eldið samkvæmt leiðbeiningum á pakkanum.

e) Þegar það er búið að elda, þeytið upp með gaffli og bætið við teningum af feta og gúrku, blandið í gegnum bulgur.

f) Búið til beð af feta bulgur á disk og setjið nokkrar skeiðar af lambakjötsblöndunni ofan á.

g) Skreytið með nokkrum ferskum myntulaufum og berið svo fram!

31. Magur, rjómalöguð pylsupasta

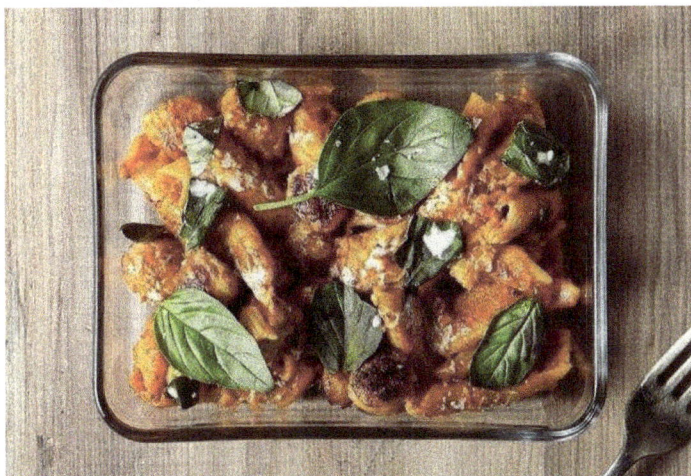

Skammtar 4 skammtar

Hráefni

- 1 tsk 100% kókosolía

- 1 blaðlaukur (fínt skorinn)

- 2 hvítlauksrif (söxuð)

- 8 fituskertar pylsur (sneiddar)

- 200 g kvarki

- 1 dós saxaðir tómatar

- 240 g heilhveiti penne pasta

- 1 tsk þurrkaðar chiliflögur

- 1 klípa af salti og pipar eftir smekk

- 1 handfylli fersk basilíkublöð

Leiðbeiningar

a) Bætið kókosolíu á stóra pönnu sem festist ekki við miðlungs til háan hita. Bætið blaðlauknum í sneiðar út á pönnuna og steikið í 3-4 mínútur, hrærið af og til.

b) Bætið hvítlauknum út í og steikið á pönnu í 2 mínútur til viðbótar, bætið svo niðursneiddum pylsunum út í og steikið í

6-10 mínútur, hrærið í af og til þar til þær eru brúnar á öllum hliðum. Bætið chilli flögum út í og kryddið með salti og pipar eftir smekk.

c) Næst, dós af tómötum og hrærið til að sameina. Látið kúla í nokkrar mínútur og bætið svo kvargnum út í, blandið vel saman til að fá ríka, rjómalaga sósu.

d) Bætið soðnu pastanu á pönnuna og blandið sósunni saman við þannig að allt blandist saman.

e) Eftir nokkrar mínútur skaltu taka pastað af hitanum og skammta það í ílát, skreytið með ferskum basilíkulaufum.

32. Sœtar kartöflur og Chorizo Hash

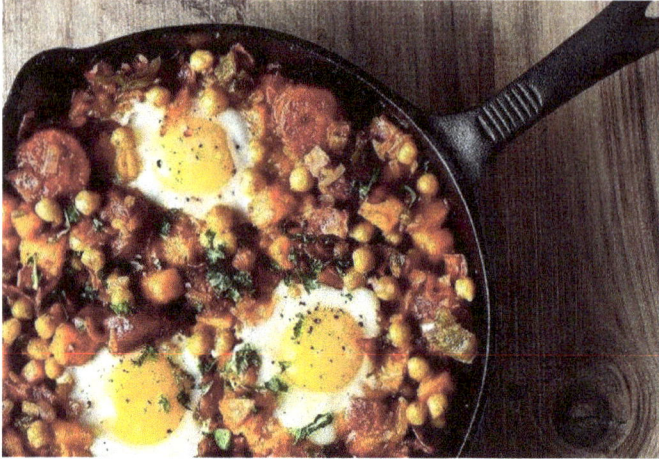

Skammtar: 4

Hráefni

- 500 g sætar kartöflur

- 1 matskeið kókosolía

- $\frac{1}{2}$ rauðlaukur (fínt saxaður)

- 200 g kjúklingabaunir í dós (tæmd)

- 150 g chorizo eða pancetta (hakkað í 1 cm teninga)

- $\frac{1}{2}$ tsk sjávarsalt

- $\frac{1}{2}$ tsk svartur pipar

- 4 meðalstór lausagöngu egg

- Handfylli súrsuðum og niðurskornum jalapeños

Leiðbeiningar

a) Afhýðið sætu kartöflurnar og skerið í 2 cm teninga. Setjið teningana á pönnu og hyljið með vatni og látið suðuna koma upp. Þegar það hefur suðuð, hellið af og látið gufuna renna af í 2-3 mínútur.

b) Á meðan beðið er skaltu bæta kókosolíu á pönnu á miðlungs til háum hita. Þegar búið er að bráðna, bætið þá söxuðum lauknum og chorizo/pancetta út í og steikið í 3-4 mínútur, hrærið í af og til.

c) Næst skaltu lækka hitann í miðlungs og bæta við sætum kartöflum, kjúklingabaunum, jalapenos, sjávarsalti og svörtum pipar. Skerið þær aðeins niður og steikið í 8-10 mínútur án þess að hreyfa þær þar til botninn er orðinn stökkur.

d) Þegar það er stökkt skaltu búa til 4 litla brunna í kjötkássinu og brjóta eggin út í. Lokið pönnunni með loki og látið malla í 2-3 mínútur þar til eggin eru soðin en eggjarauðan er enn rennandi (þú getur eldað lengur ef þér líkar að eggjarauðan sé vel steikt).

e) Toppið með nokkrum auka jalapeños og berið fram.

33. Teriyaki Nautakjöt Zoodles

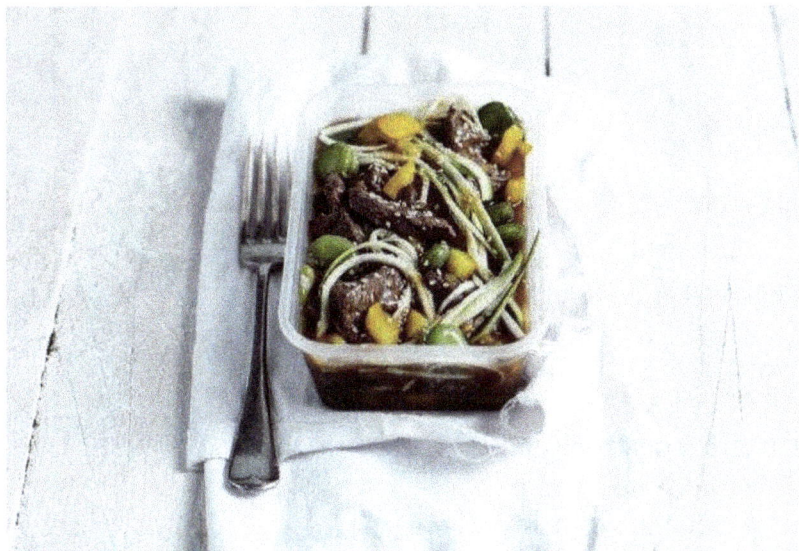

Gerir: 4 máltíðir

Hráefni

Fyrir sósuna:

- 75ml sojasósa
- 120ml vatn
- 1,5 matskeið maíssterkju
- 4-5 matskeiðar lífrænt hlynsíróp
- Valfrjálst: 1 hvítlauksgeiri (hakkað)
- $\frac{1}{2}$ þumalfingur engifer (rifinn)

Fyrir restina:

- 1 tsk Kókosolía
- 3 baksteikur (skornar í sneiðar)
- 4 kúrbítar (spíralaðar)
- 2 gular paprikur (saxaðar)
- 75 g edamame baunir
- Stráið sesamfræjum yfir

Leiðbeiningar

a) Þeytið soja, vatn og maíssterkju/gúargúmmí í potti og hitið varlega í 5-6 mínútur þar til sósan hefur þykknað. Bæta við hvítlauk og engifer á þessum tímapunkti ef þú ert að nota það. Þegar það hefur þykknað skaltu þeyta hlynsírópinu út í og taka af hitanum. Setja til hliðar.

b) Hitið stóra wok (eða pönnu) á hátt í 1-2 mínútur. Þegar það er orðið mjög heitt, bætið þá við kókosolíu og steikarsneiðum og steikið í 1-2 mínútur, snúið við öðru hverju.

c) Bætið spíraluðum kúrbítnum og söxuðum pipar út í og hrærið í 2-3 mínútur til viðbótar.

d) Að lokum skaltu hræra í gegnum teriyaki sósuna og edamame baunirnar og setja í Tupperware box og leyfa að kólna.

e) Stráið nokkrum sesamfræjum yfir hvert og kælið. Auðvelt!

34. Bakað Feta kúskús

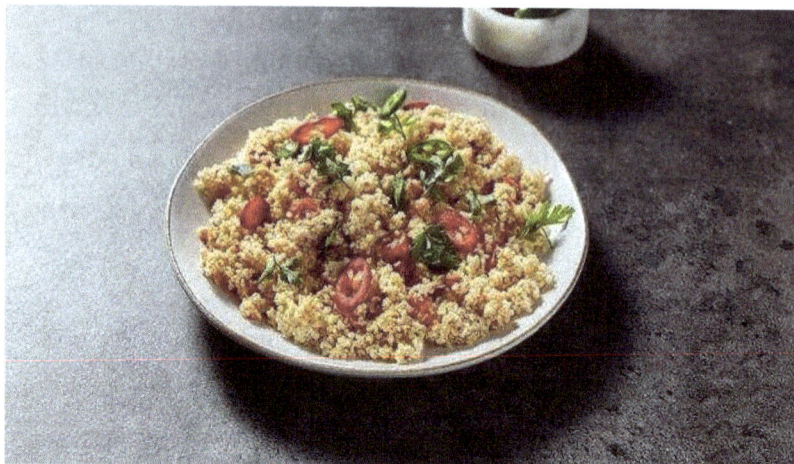

Þjónar 4

Hráefni

- 200 g feta

- 400 g kirsuberjatómatar

- 1 tsk blandaðar kryddjurtir

- 1 matskeið ólífuolía

- 200 g kúskús

- 500ml grænmetiskraftur

- Ferskur chili til að skreyta

- Steinselja til að skreyta

Leiðbeiningar

a) Hitið ofninn í 200°C.

b) Bætið feta- og kirsuberjatómötunum í eldfast mót. Stráið blönduðum kryddjurtum yfir og dreypið ólífuolíu yfir og bakið síðan í ofni í 25-30 mínútur.

c) Á meðan skaltu bæta kúskúsinu í stóra skál og hylja með sjóðandi grænmetiskrafti. Blandið vel saman, hyljið með loki eða disk, látið síðan malla í um það bil 10 mínútur eða þar til vökvinn hefur verið renndur upp og kúskúsið er létt og loftkennt.

d) Stappaðu nú bakaða feta- og kirsuberjatómata létt með gaffli eða stöppu þar til allt hefur blandast saman í eins konar þykkri sósu. Bætið kúskúsinu út í og hrærið saman.

e) Skreytið með söxuðum ferskum chilli, smá svörtum pipar og steinseljulaufum. Njóttu strax eða geymdu í allt að 3 daga.

35. Einpotta linsubaunir Dahl

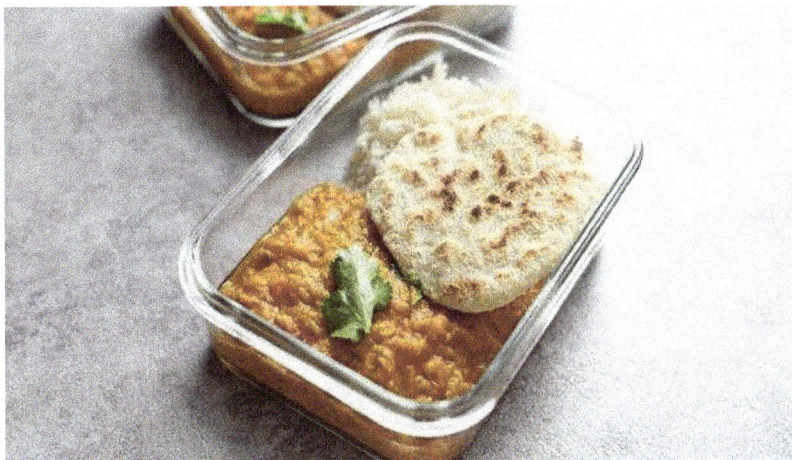

Gerir 4

Hráefni

- 2 matskeiðar 100% kókosolía
- 1 laukur (hakkað)
- 1 tommu engifer
- 3 hvítlauksrif (mulin)
- 1,5 matskeið túrmerik
- 1,5 matskeið kúmen
- 1,5 matskeið meðalstórt karrýduft
- 300 g rauðar linsubaunir (þvegnar)
- 1 dós saxaðir tómatar
- 1,2 lítra grænmetiskraftur
- 1 kóríander
- 200 g venjulegt hveiti
- 1/4 matskeið salt
- 2 tsk lyftiduft
- 250 g venjuleg mjólkurlaus jógúrt

Leiðbeiningar

a) Bætið fyrst kókosolíu í stóra pott á miðlungshita. Þegar það hefur bráðnað, bætið þá lauknum, engiferinu og hvítlauknum út í og steikið í 3-4 mínútur, hrærið í af og til.

b) Á meðan þú bíður skaltu útbúa soðið í sérstakri skál eða könnu — leysið upp soðið tening í 1200ml sjóðandi vatni. Setja til hliðar.

c) Bætið síðan túrmerikinu, kúmeninu og karríduftinu á pönnuna og steikið í eina mínútu til viðbótar meðan hrært er í.

d) Bætið linsunum út í og hrærið til að ganga úr skugga um að þær séu að fullu blandaðar saman við hráefnin **sem** þegar eru á pönnunni. Bætið þá tómötunum út í og blandið saman.

e) Hellið nú soðinu varlega út í og hrærið rólega til að tryggja að allt sé að fullu blandað saman. Lækkið hitann, setjið lokið á pönnuna og látið malla í 30 mínútur.

f) Á meðan þú bíður skaltu byrja að undirbúa naans. Bætið hveiti, salti, lyftidufti og jógúrt í skál og blandið vel saman þar til þú hefur þykkt deig.

g) Stráið smá hveiti yfir vinnuborðið og notaðu síðan hendurnar til að hnoða deigið að fullu og sameina í kúlu. Notaðu beittan hníf til að skera boltann í jafna hluta - við fórum í 8 hluta fyrir mini naans, en fjórðungar myndu gera 4 stóra.

h) Mótaðu hvern hluta af deiginu í flatan disk með höndunum og settu þá á pönnu við meðalhita, einn í einu. Steikið í nokkrar mínútur á hverri svo, þar til það byrjar að lyftast upp og brúnast.

i) Þegar einn-pott linsubaunir dahl þinn hefur eldað, hrærið vel og síðan upp með hrísgrjónum í máltíð undirbúningsílát.
Bætið mini naan við hvert og eitt og skreytið með kóríander.

36. Sætar papriku vegan skál og súkkulaðipróteinkúlur

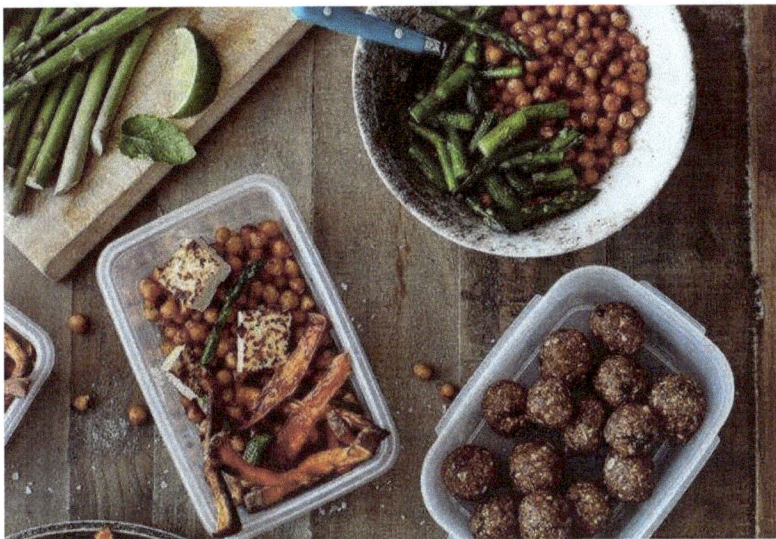

Hráefni

Hráefni

- 2 400 g þétt tófú

- 400 g kjúklingabaunir

- 1 matskeið kókosolía

- 1 matskeið paprika

- 200 g aspas

- 1 klípa sjávarsalt og pipar

- 1 stór sæt kartöflu

- 1 matskeið hveiti

- 1 matskeið lífrænt maca duft

Fyrir avókadókremið:

- 2 lítil þroskuð avókadó

- 2 matskeiðar eplaedik

- 2 matskeiðar extra virgin ólífuolía

- 1-2 matskeiðar kalt vatn

- Klípið sjávarsalt og pipar

Fyrir próteinkúlurnar:

- 2 skeiðar Vegan blanda (súkkulaðislétt bragð)

- 2 skeiðar Instant hafrar

- 75 g Cashew smjör

- 2 matskeiðar sykurlaust síróp/hunang/agave

- 1-2 msk möndlu/kókos/sojamjólk

- 1 matskeið chia fræ til að rúlla

Leiðbeiningar

a) Hitið ofninn í 200°C eða 180°C fyrir blástursaðstoð.

b) Afhýðið sætar kartöflur og skerið þær í þunnar kartöflur, sjóðið síðan í 10 mínútur. Tæmið vel og látið standa í nokkrar mínútur til að losa raka, stráið svo smá hveiti og 1 msk maca dufti yfir. Bakið í 20-25 mínútur á efstu hillu ofnsins.

c) Á meðan beðið er skaltu hita stóra pönnu á miðlungs til háum hita og bæta við kókosolíu, kjúklingabaunum og aspas. Steikið í 7-8 mínútur og bætið svo tófúinu út í. Steikið í 3 mínútur í viðbót, hrærið af og til og bætið við papriku, salti og pipar og steikið í 2 mínútur í viðbót.

Fyrir avókadókremið:

d) Bætið öllum **hráefnum** í blandara og vinnið þar til slétt og rjómakennt. Settu í lítinn Tupperware kassa til að bæta við matarundirbúninginn þinn þegar þú hefur hitað hana upp aftur.

Fyrir próteinkúlurnar:

e) Blandaðu saman Vegan Blendinu og Instant Oats í blöndunarskál. Bætið hnetusmjörinu og sírópinu saman við, blandið saman og bætið mjólkinni smám saman út í þar til hægt er að rúlla blöndunni í kúlur. Rúllaðu kúlunum upp úr chiafræjum og settu í plastpott til að taka með þér í hollt snarl!

37. Fullkominn 15 mínútna Vegan Fajitas

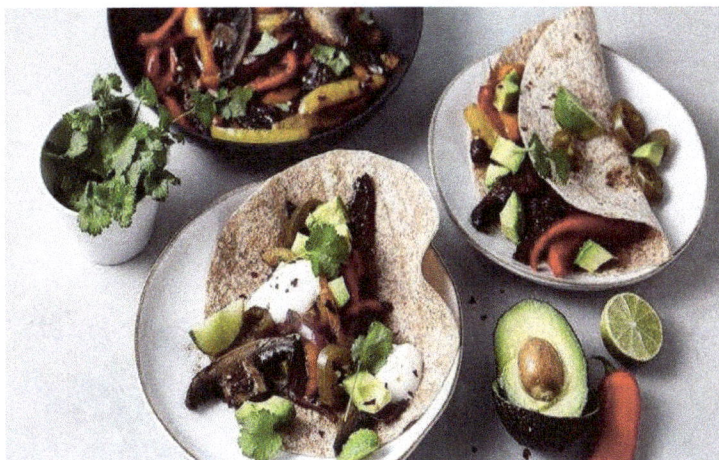

Þjónar: 2

Hráefni

- 1 matskeið kókosolía

- 2 paprikur (sneiddar)

- 1 hvítlaukur (sneiddur)

- 4 Portobello sveppir (sneiddir)

- Fajita kryddkrydd: ½ tsk paprika, 1 tsk chilli duft, ½ tsk hvítlauksduft, ½ tsk kúmen

- 1 matskeið sojasósa

- Góð handfylli súrsuð og niðurskorin jalapeño paprika

- 6 litlar heilhveiti tortillur

Valfrjálst álegg:

- Guacamole

- Tómatsalsa

Leiðbeiningar

a) Hitið stóra pönnu á miðlungs til háum hita. Setjið kókosolíuna út í og bætið niðursneiddum lauk og papriku út í þegar hún hefur bráðnað. Steikið í 8-10 mínútur þar til grænmetið byrjar að mýkjast, hrærið síðan í gegnum kryddin og steikið í 2 mínútur í viðbót, hrærið af og til.

b) Bætið Portobello sveppunum og sojasósunni út í blönduna og steikið þar til þeir eru brúnir – þetta ætti að taka um 4-6 mínútur.

c) Þegar þær hafa brúnast, hitið þær í ofni í 5-10 mínútur eða í örbylgjuofni á fullu afli í 30 sekúndur. Fylltu tortillurnar með Portobello fajita blöndunni þinni og toppaðu með jalapeño papriku, guacamole og salsa. Fullkomnun.

38. Stökkar Tofu og Teriyaki núðlur

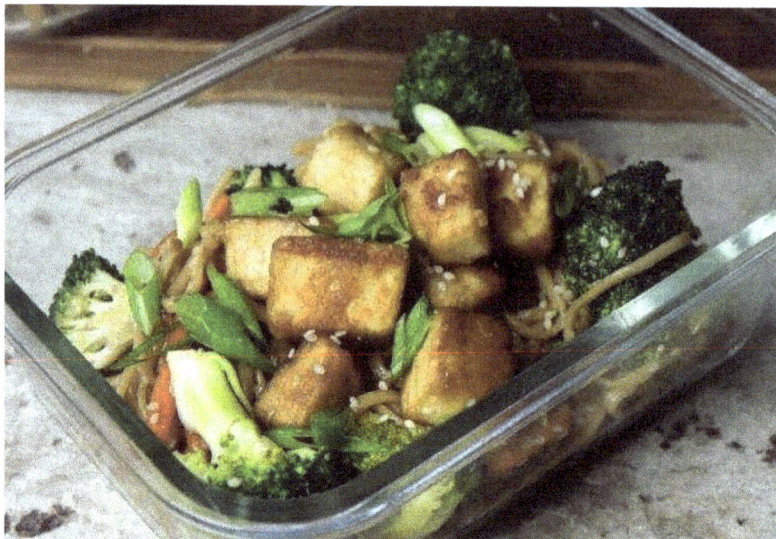

Þjónar 4

Hráefni

Fyrir teriyaki sósuna:

- 70ml sojasósa

- 2 matskeiðar púðursykur

- 1 tsk engifer (fínt saxað)

- 1 tsk hvítlaukur (fínt saxaður)

- 1 tsk sesamfræolía

- 1 matskeið hunang

- 3 matskeiðar mirin

- 2 tsk maísmjöl (blandað saman við skvettu af köldu vatni)

Fyrir stökka tófúið:

- 1 blokk tófú

- 3 matskeiðar sojasósa

- 50 g maísmjöl

- 1 matskeið kókosolía

Fyrir hrærið:

- 1 matskeið kókosolía

- 1 gulrót (skera í eldspýtustangir)

- 1 spergilkál (blákar skornir úr stilk)

- 4 hreiður af eggjanúðlum

- Til að skreyta: vorlauk (hakkað)

Leiðbeiningar

a) Gerðu fyrst teriyaki sósuna með því að blanda sojasósu, púðursykri, hvítlauk, engifer, sesamfræolíu, hunangi, mirin (eða hrísgrjónavínsedik) og maísmjölsblöndunni saman í lítilli skál. Hrærið vel saman þannig að öll **hráefnin** sameinast jafnt.

b) Næst skaltu bæta 3 matskeiðum af sojasósu og 50 g af maísmjöli í tvær aðskildar skálar. Skerið tófúið í teninga, dýfið síðan hverjum bita í sojasósu, síðan maísmjöli, passið að hver biti sé húðaður áður en hann er settur til hliðar.

c) Hitið kókosolíuna á pönnu eða wok sem festist ekki, bætið síðan húðuðu tofu á pönnuna til að elda, hrærið og snúið við á 1-2 mínútna fresti, þar til hún er stökk og gullinbrún. Fjarlægðu og settu til hliðar.

d) Sjóðið stóran pott af vatni og eldið eggjanúðlurnar samkvæmt leiðbeiningum á pakka.

e) Hitið síðan afganginn af kókosolíu á pönnu og bætið við gulrótinni og spergilkálinu. Hrærið í 5 mínútur, þar til það er örlítið mjúkt, takið síðan af pönnunni.

f) Bætið teriyaki sósu á pönnuna, eldið við vægan hita þar til sósan byrjar að kúla og þykkna. Þegar þú ert ánægður með samkvæmni sósunnar skaltu bæta tæmdu eggjanúðlunum á pönnuna. Kasta núðlum til að hjúpa í teriyaki sósu, bættu síðan við gulrót og spergilkál og blandaðu til að sameina.

g) Skiptið teriyaki núðlum á milli 4 máltíðarkassa, berið fram stökkt tofu ofan á og skreytið með vorlauk. Raðað.

39. Vegan linsubaunir Bolognese

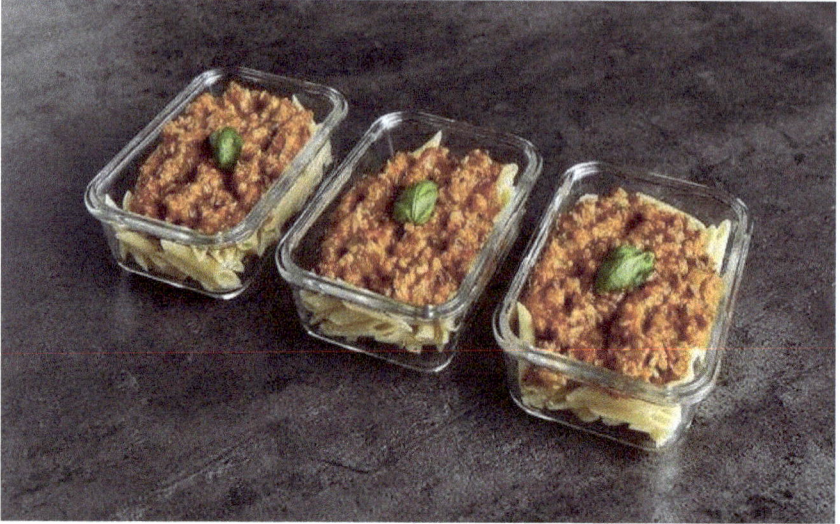

Þjónar 4

Hráefni

- 1 matskeið ólífuolía

- 1 laukur (hægeldaður)

- 2 gulrætur (hægeldaðar)

- 2 sellerístilkar (hægeldaðir)

- 3 hvítlauksrif (hakkað)

- Krydd: salt og pipar

- 2 matskeiðar tómatmauk

- 120 g rauðar linsubaunir (þurrþyngd)

- 1 dós saxaðir tómatar

- 300 ml vatn

- 1 grænmetiskraftsteningur

- Berið fram með: penne pasta og ferskri basil

Leiðbeiningar

a) Hitið ólífuolíuna á stórri pönnu og bætið lauknum út í. Steikið í nokkrar mínútur til að mýkjast, bætið svo gulrótinni út í og hrærið í gegnum.

b) Bætið selleríinu í teninga og eldið allt í 5 mínútur áður en hakkaðri hvítlauknum og sveppunum er bætt út í. Hrærið til að sameina öll **hráefnin** á pönnunni, kryddið ríkulega og eldið í 2-3 mínútur í viðbót þar til sveppirnir eru brúnir.

c) Hrærið næst tómatpúrrunni saman við, síðan rauðu linsubaununum og söxuðum tómötum.

d) Bætið vatninu varlega á pönnuna, passið að hylja allt og hrærið svo grænmetiskraftinum út í. Látið malla við vægan hita í 20 mínútur þar til linsurnar hafa gleypt mest af vatninu og tvöfaldast að stærð.

e) Berið fram strax á beði af nýsoðnu pasta eða spaghettíi og skreytið með ferskri basilíku.

f) Skömtið alla skammta sem eftir eru í matarílát til að njóta síðar í vikunni.

40. Morgunverður Burritos fyrir alla vikuna

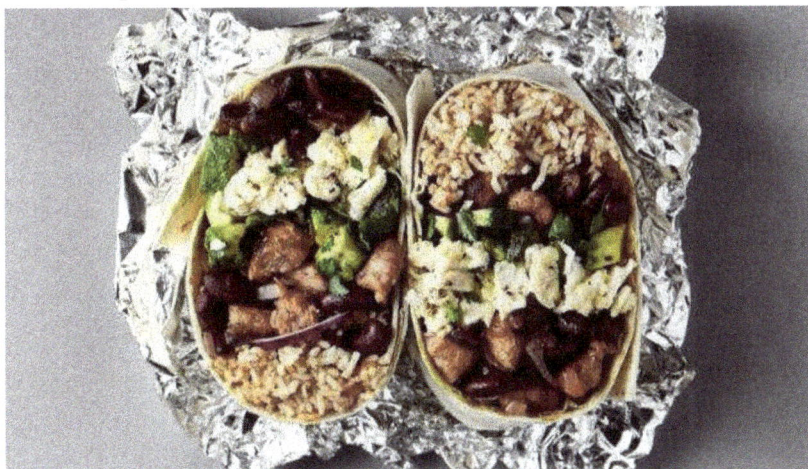

Gerir: 5

Hráefni

- 150 g langkorna eða brún hrísgrjón (þurrþyngd)
- 100 g niðursoðnir niðursoðnir tómatar
- 1 stór hvítlaukur (fínt saxaður)
- 10 meðalstór egg eða 250ml fljótandi eggjahvítur
- 10 fituskertar svínapylsur (hakkaðar í 1 cm teninga)
- 125 g fituskert cheddar ostur eða mexíkóskur ostur (rifinn)
- 250 g svartar baunir í dós
- 1 tsk sjávarsalt, svartur pipar og reykt paprika
- 5 heilhveiti tortillur
- 50 g súrsuðum og niðurskornum jalapenos

Leiðbeiningar

a) Fyrst skaltu sjóða hrísgrjónin. Hellið þurru hrísgrjónunum í stóran pott og hyljið með 200ml köldu vatni og söxuðum tómötunum. Látið suðuna koma upp, lækkið þá hitann í lágan, setjið lok yfir og látið malla í 10-15 mínútur þar til hrísgrjónin hafa dregið í sig allan vökvann.

b) Á meðan þú bíður eftir að hrísgrjónin fari að sjóða skaltu elda restina. Settu stóra pönnu sem festist ekki á miðlungs til háan hita með smá kókosolíu. Þegar kókosolían hefur bráðnað, bætið þá söxuðum lauknum út í og steikið í 3-4 mínútur þar til laukurinn er farinn að brúnast.

c) Bætið pylsuteningunum og svörtum baunum á pönnuna með paprikunni, salti og pipar og steikið í 3-4 mínútur til viðbótar þar til þær verða stökkar. Þegar búið er að elda, hellið því í skál og setjið til hliðar og setjið pönnuna aftur á hita.

d) Þegar pylsublandan hefur soðið, steikið eggin. Brjótið eggin í skál með smá salti og pipar og þeytið með gaffli. Hellið eggjunum á pönnuna og steikið í 3-4 mínútur á meðan hrært er.

e) Þegar allir íhlutirnir eru soðnir skaltu setja saman burritos. Leggið tortillurnar flatar og skiptið soðnu hrísgrjónunum í miðjuna á hverja í stuttri, þykkri línu og látið vera í kringum brúnirnar. Bætið pylsu-, lauk- og svartbaunablöndunni ofan á, síðan eggjum, rifnum osti og loks jalapenos.

f) Brjótið nú burritos saman. Brjótið hliðar hverrar tortillu yfir miðja blönduna, brjótið síðan botnkantinn þétt upp að miðjunni. Rúllaðu vafðu blöndunni þétt upp í átt að einu opna brúninni og haltu áfram að rúlla þar til þú hefur þétt burrito.

g) Tími til kominn að frysta burritos. Vefjið hvern burrito þétt inn með matarfilmu og skellið þeim inn í frysti.

h) Þegar þú ert tilbúinn að borða hollan morgunmat burrito skaltu einfaldlega taka burritoinn upp og pakka því inn með stykki af eldhúsþurrku, síðan örbylgjuofn í u.þ.b. 2 mínútur eða þar til heitt í gegn. Bætið við hálfu avókadó þegar það hefur verið heitt ef þú vilt.

41. Burrito krukkur

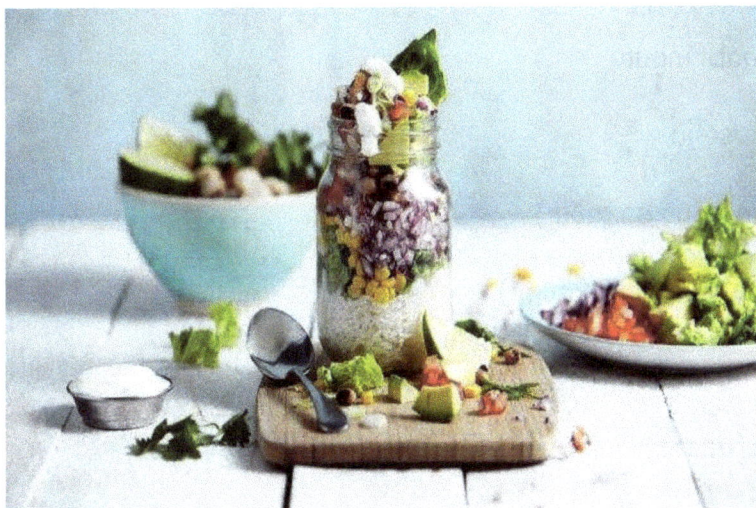

Hráefni

- 4 kjúklingabringur

- 1 tsk Kókosolía

- 4 tómatar (fínt saxaðir)

- 1 rauðlaukur (fínt saxaður)

- Klípa salt og pipar

- 1 lime (safasett)

- 4 pokar (400g) Zero Rice

- 1 200 g dós maís (tæmd)

- 2 avókadó

- 2 höfuð lítið gimsteinssalat (hakkað)

- 8 matskeiðar sýrður rjómi

- Vorlaukur til að skreyta

Leiðbeiningar

a) Skerið kjúklingabringur í teninga, kryddið og steikið á pönnu við meðalhita með smá kókosolíu þar til þær eru fulleldaðar. Takið út og látið kólna.

b) Eldið hrísgrjónin. Skolið undir köldu vatni og eldið síðan í
    annað hvort 1 mínútu í örbylgjuofni eða 2-3 mínútur á pönnu.
    Setjið til hliðar og leyfið að kólna aðeins.

c) Settu saman mason krukkurnar þínar. Skiptið og setjið niður
    söxuð tómata og lauk, limesafa og smá salt og pipar og
    blandið saman. Bætið 2 msk sýrðum rjóma í hverja krukku.
    Með því að bæta vökvanum við fyrst færðu ekki rakt salat
    eftir nokkra daga í ísskápnum.

d) Skiptið maísnum í krukkurnar, bætið svo hrísgrjónunum,
    kjúklingnum, avókadóinu, litlu gimsteinssalatblöðunum út í og
    að lokum ostinum. Skrúfaðu lokið á og njóttu 4 daga af
    hollum hádegisverði!

42. Fullkominn próteinríkur fylltur paprikur 4 leiðir

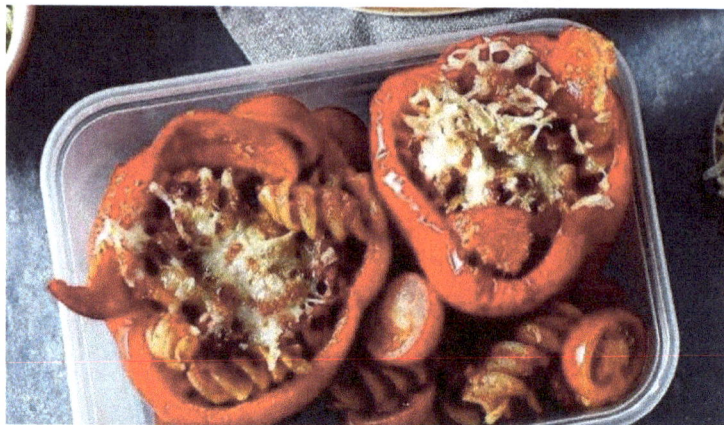

Hráefni

- 2 stórar paprikur, toppar og fræ fjarlægð

- 50 g langkorna hrísgrjón, soðin

- 1 kjúklingabringa (soðin og saxuð)

- 2 matskeiðar tómatsalsa

- 50 g svartar baunir

- 1 poki fajita krydd (eða til að búa til þitt eigið skaltu sameina $\frac{1}{2}$ tsk paprika, $\frac{1}{2}$ tsk laukduft, $\frac{1}{2}$ tsk hvítlauksduft, $\frac{1}{4}$ tsk salt, $\frac{1}{4}$ tsk pipar)

- Handfylli súrsuðum jalapenos + 1 matskeið saltvatn

- Dollop sýrður rjómi

Leiðbeiningar

a) Blandið soðnum hrísgrjónum, kjúklingi, salsa, svörtum baunum og kryddi saman í skál og hellið í paprikuna.

b) Bakið við 180°C í 20 mínútur, setjið síðan sýrðan rjóma og auka jalapenos ofan á.

43. Ítalskar kjúklingakjötbollur með spaghetti

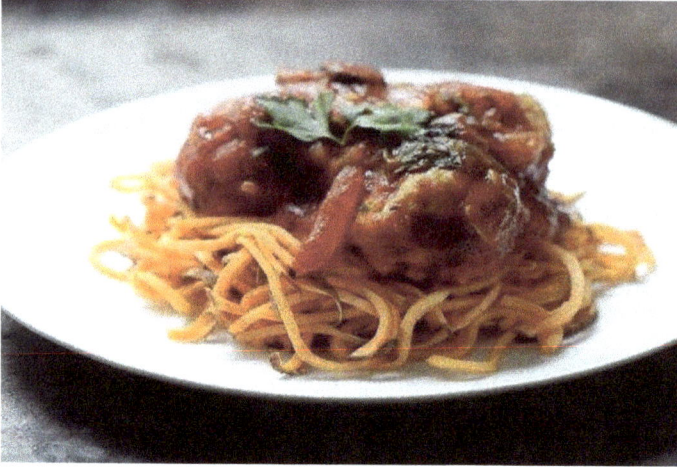

Þjónar: 4

Hráefni:

- 1 pund malaðar kjúklingabringur

- 1 höregg (1 msk möluð hörfræ + 1 msk vatn)

- 1 msk söxuð fersk basilíka

- 1 msk söxuð fersk ítalsk steinselja

- $\frac{1}{2}$ tsk þurrkað oregano

- $\frac{1}{4}$ tsk laukduft

- $\frac{1}{4}$ tsk hvítlauksduft

Fyrir tómatsósuna

- 2 (15oz) dósir án saltbætts tómatsósa

- $\frac{3}{4}$ bolli Kaliforníuþroskaðar svartar ólífur, skornar í sneiðar

- 1 matskeið kapers

- 1 tsk hakkaður hvítlaukur

- 1 meðalstór sætur laukur, skorinn í teninga

- $1\frac{1}{2}$ bolli saxaðir takkasveppir

- $\frac{1}{2}$ tsk svartur pipar

- ½ tsk þurrkað timjan

- ½ tsk þurrkað rósmarín, mulið

- ⅓ teskeið þurrkuð marjoram

- 1 msk söxuð fersk basilíka

- 1 msk söxuð fersk ítalsk steinselja

Fyrir spagettíið

- 4 stórar sætar kartöflur (spíralaðar)

Leiðbeiningar:

Fyrir kjúklingakjötbollur:

a) Forhitið ofninn í 350°F.

b) Undirbúið hör egg í lítilli skál og setjið til hliðar til að hlaupa.

c) Í stórri skál skaltu sameina malaða kjúklinginn, kryddjurtirnar, kryddið og höreggið. Blandið vel saman til að blanda saman.

d) Smyrjið stórt bökunarform og mótið 12-14 kjötbollur, setjið þær jafnt í form.

e) Bakið í 30 mínútur eða þar til kjúklingurinn er vel eldaður.

Fyrir tómatsósu:

f) Bætið einfaldlega öllu **hráefninu í sósuna** í stóran súpupott
    og látið malla í 10 mínútur. Bætið kjúklingakjötbollunum út í
    og látið malla í 5 mínútur í viðbót.

Fyrir Spaghetti:

g) Settu sætu kartöflurnar þínar einfaldlega í spíral (1 á mann
    svo 4 kartöflur duga), með því að nota C blaðið.

h) Bætið spíraluðu kartöflunum í örbylgjuofnaskál með nokkrum
    matskeiðum af vatni og látið gufa í örbylgjuofni í 3-5
    mínútur þar til þær eru aðeins mjúkar.

i) Berið kjötbollur og sósu yfir spagettíið og njótið!

44. Miðjarðarhafs Tyrkland Kjötbollur með Tzatziki

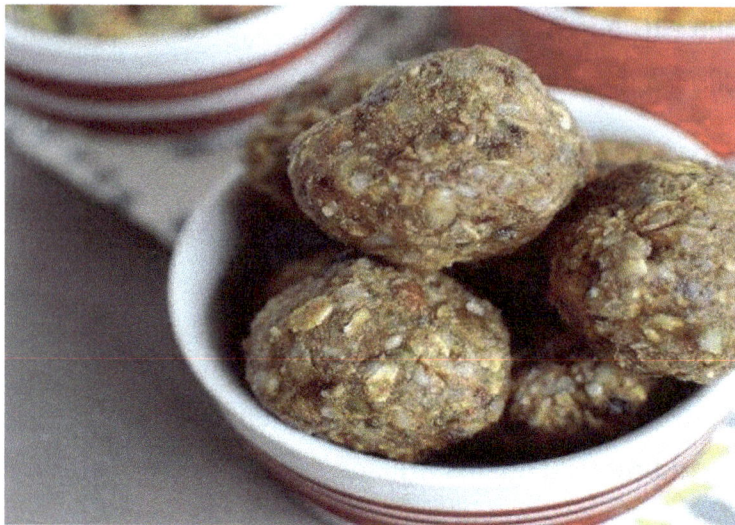

Borðar: 50

Hráefni:

- 2 pund malaður kalkúnn

- 2 matskeiðar ólífuolía

- 1 meðalstór laukur, smátt saxaður

- Klípa af salti

- 1 meðalstór kúrbít, rifinn

- 1½ msk kapers, saxaðar

- ½ bolli sólþurrkaðir tómatar, saxaðir

- 2 sneiðar heilhveitibrauð (eða hvítt brauð)

- ½ bolli steinselja

- 1 egg

- 1 stór hvítlauksgeiri, smátt saxaður

- ½ tsk kosher salt

- ½ tsk svartur pipar

- 1 msk Worcestershire sósa

- ½ bolli rifinn eða rifinn parmesanostur

- 2 matskeiðar fínt söxuð fersk mynta

Fyrir tzatziki sósu

- 8 aura fitusnauð jógúrt

- 1 stór hvítlauksgeiri, saxaður

- 1 sítróna, rifin

- 1 matskeið fersk mynta

- ½ agúrka, afhýdd

Leiðbeiningar:

a) Hitið ofninn í 375 gráður. Útbúið tvær bökunarplötur með því að klæða þær með álpappír og úða með grænmetisspreyi.

b) Hitið 1 matskeið af ólífuolíu yfir miðlungs háum hita á meðalstórri pönnu. Bætið lauknum og klípu af salti út í og steikið þar til hann er hálfgagnsær. Flyttu lauk í stóra skál.

c) Bætið restinni af matskeiðinni af ólífuolíu á pönnuna og bætið rifnum kúrbít út í. Stráið klípu af salti yfir og eldið þar til kúrbíturinn er visnaður og mýktur – um það bil 5 mínútur. Flyttu kúrbít í skálina með lauknum. Bætið kapersnum og sólþurrkuðu tómötunum saman við og hrærið saman.

d) Settu brauðið í skál lítillar matvinnsluvélar og púlsaðu þar til þú hefur fína brauðmylsnu. Bætið steinseljunni út í og pulsið nokkrum sinnum þar til steinseljan er saxuð og vel blandað saman við brauðmylsnuna. Flyttu brauðmylsnu í skálina. Bætið egginu, hvítlauknum, kosher salti, svörtum pipar, Worcestershire sósu, parmesanosti og myntu í skálina og hrærið.

e) Bætið kalkúnakjötinu út í og notið hendurnar vinnið kalkúninn í bindiefnið þar til hann hefur blandast vel saman. Skelltu út matskeið af kalkúnablöndu og rúllaðu henni á milli handanna til að mynda kjötbollu. Settu kjötbollurnar á kökuplötuna með um 1 tommu millibili. Bakið í 20-25 mínútur þar til þær eru ljósbrúnar og eldaðar í gegn.

f) Gerðu á meðan tzatziki sósuna: Blandaðu hvítlauk, sítrónu, myntu og agúrku saman í litla skál og hrærðu í blöndunni. Bætið jógúrtinni út í og hrærið til að blanda saman. Lokið og kælið þar til tilbúið til framreiðslu.

g) Færið kjötbollurnar yfir á fat og berið tzatziki fram til hliðar.

45. Grænmetis- og nautakjötbollur Marinara

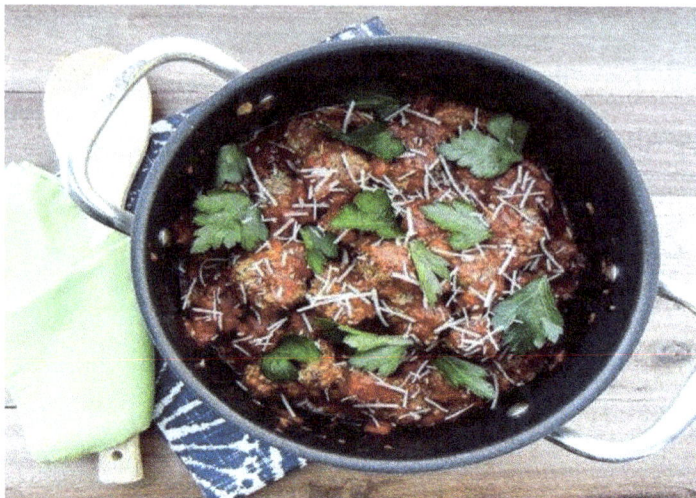

Borðar eru: 9

Hráefni:

- 6 tsk ólífuolía, skipt

- 4 hvítlauksrif, sneið, skipt

- 1 (28 aura) dós muldir tómatar

- 1 tsk salt, skipt

- 1 tsk sykur

- 1 tsk muldar rauðar piparflögur, skiptar, valfrjálst

- 1 lítill kúrbít, gróft saxaður

- 1 meðalstór gulrót, gróft skorin

- $\frac{1}{2}$ lítill gulur laukur, saxaður gróft

- $\frac{1}{4}$ bolli steinseljublöð, auk meira til að skreyta

- 1 pund magurt nautakjöt

- $\frac{1}{2}$ bolli hafrar

- $\frac{1}{2}$ bolli rifinn parmesan, auk meira til að skreyta

- 1 stórt egg, þeytt

Leiðbeiningar:

a) Forhitaðu kálið á hátt. Gakktu úr skugga um að ofngrind sé um það bil 4 tommur undir hitagjafanum. Nuddaðu 1 tsk ólífuolíu yfir yfirborð bökunarplötu með brún.

b) Hitið hinar 5 tsk ólífuolía sem eftir eru í stórum sósupotti yfir meðalhita. Bætið tveimur hvítlauksrifum saman við og eldið þar til gullið er í um það bil 3 mínútur. Bætið við tómötum, ½ tsk salti, sykri og ½ tsk rauðum piparflögum (ef þess er óskað). Látið suðuna koma upp, lækkið hitann og látið malla undir loki í 10 mínútur.

c) Á meðan, í matvinnsluvél, blandaðu kúrbít, gulrót, lauk, afgangi af hvítlauk og steinselju. Púlsaðu þar til það er fínt saxað. Flyttu grænmetisblöndunni í stóra skál. Bætið við nautakjöti, höfrum, parmesan, afgangi af salti, rauðum piparflögum (ef vill) og eggi. Blandið vel saman.

d) Mótaðu blönduna í kjötbollur sem eru 1½ tommur í þvermál. Raðið jafnt á tilbúna bökunarplötu. Steikið þar til topparnir á kjötbollunum eru brúnir, um það bil 5 mínútur.

e) Flyttu kjötbollur varlega í sósupottinn og haltu áfram að elda, þakið, í 10 mínútur eða þar til kjötbollurnar eru eldaðar í gegn. Takið af hitanum.

f) Berið fram sem forrétt eða yfir soðið spaghettí sem aðalrétt. Skreytið með viðbótar steinselju og parmesan ef vill.

46. Hunangsgrill Kjúklingakjötbollur

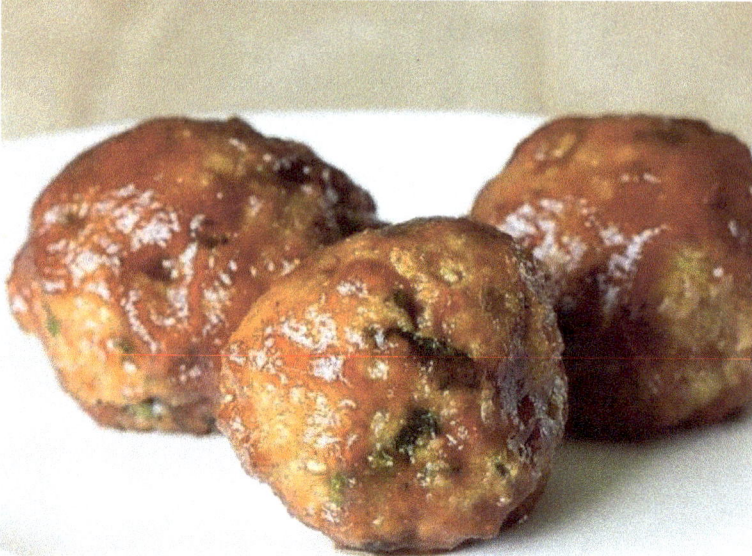

Þjónar: 4

Hráefni:

Fyrir kjötbollurnar

- 1 pund malaður kjúklingur

- 1 bolli brauðrasp

- $\frac{1}{4}$ bolli þunnt sneiddur grænn laukur

- 2 stór egg, þeytt

- 2 matskeiðar söxuð fersk flatblaða steinselja

- 1 tsk hakkaður hvítlaukur

- $\frac{1}{2}$ tsk salt

- $\frac{1}{4}$ tsk malaður svartur pipar

Fyrir barbeque sósuna

- 1 (8 oz.) dós tómatsósa

- $\frac{1}{4}$ bolli hunang

- 1 msk Worcestershire sósa

- 1 matskeið rauðvínsedik

- $\frac{1}{2}$ tsk hvítlauksduft

- ½ tsk salt

- ⅛ teskeið malaður svartur pipar

Leiðbeiningar:

a) Hitið ofninn í 400 gráður F. Klæðið ofnplötu með álpappír og úðið með eldunarúða.

b) Undirbúið kjötbollurnar. Bætið öllum kjötbollunum saman í stóra skál **og** blandið létt saman með höndunum. Ekki blanda of mikið því þá myndast harðar kjötbollur.

c) Notaðu hendurnar til að rúlla út 12-14 kjötbollur á stærð við golfkúlur og dreifa þeim á bökunarplötuna.

d) Bakið í 15 mínútur, eða þar til kjötbollur eru eldaðar í gegn.

e) Í millitíðinni, undirbúið barbeque sósuna. Í meðalstórri skál, þeytið öll **hráefni sósunnar** þar til hún hefur blandast vel saman. Færið sósuna yfir í stóran sósupott. Snúðu hitanum í meðalháan og láttu elda í 7-8 mínútur, hrærið af og til. Sósan mun byrja að þykkna.

f) Lækkið hitann í lágan. Bætið soðnu kjötbollunum út í sósuna og hrærið varlega til að hjúpa kjötbollurnar. Leyfið kjötbollunum að malla í sósunni í 5 mínútur, hrærið af og til.

47. Kalkúnn sætkartöflu kjötbollur

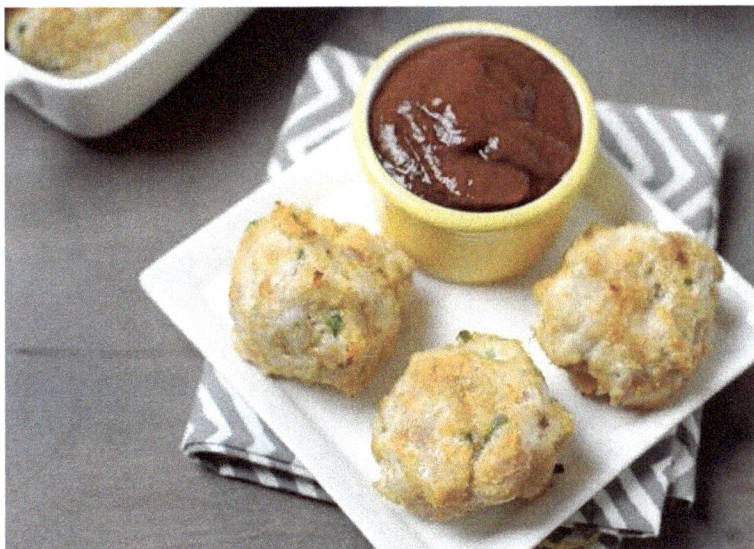

Þjónusta: 16

Hráefni:

- 1 pund magur malaður kalkúnn
- 1 bolli soðin sæt kartöflumús
- 1 egg
- 2 hvítlauksgeirar, saxaðir
- 1 – 2 jalapenos, söxuð
- 1/2 bolli möndlumjöl (eða brauðrasp)
- 1/2 bolli laukur, sneiddur
- 2 ræmur beikon, skorið í teninga

Leiðbeiningar:

a) Blandið öllum hráefnum saman í stóra skál.

b) Blandið vel saman og mótið kúlur (ég gerði um 16).

c) Bakið við 400 gráður í 18-20 mínútur (eða þar til innri hiti nær 165 gráðum), snúið einu sinni.

48. Auðvelt mexíkóskt kjúklingasalat

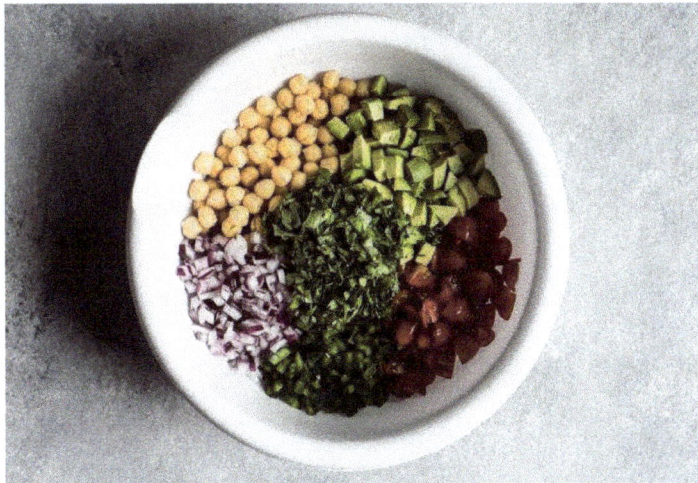

Þjónar 4.

Hráefni

- 19oz dós kjúklingabaunir, skolaðar og tæmdar

- 1 stór tómatur, saxaður

- 3 heilir grænir laukar, sneiddir OR S bolli niðurskorinn rauðlaukur

- 1/4 bolli fínt hakkað kóríander (ferskt kóríander)

- 1 avókadó, skorið í teninga (má sleppa)

- 2 matskeiðar grænmetis- eða ólífuolía

- 1 matskeið sítrónusafi

- 1 tsk kúmen

- 1/4 tsk chili duft

- 1/4 tsk salt

Leiðbeiningar

a) Þeytið olíu, sítrónusafa, kúmen, chiliduft og salt í skál.

b) Bætið kjúklingabaunum, tómötum, lauk, kóríander út í og blandið þar til það er blandað saman.

c) Ef þú notar avókadó skaltu bæta við rétt áður en það er borið fram. Má geyma í kæli í allt að 2 daga.

49. Tófú og spínat Cannelloni

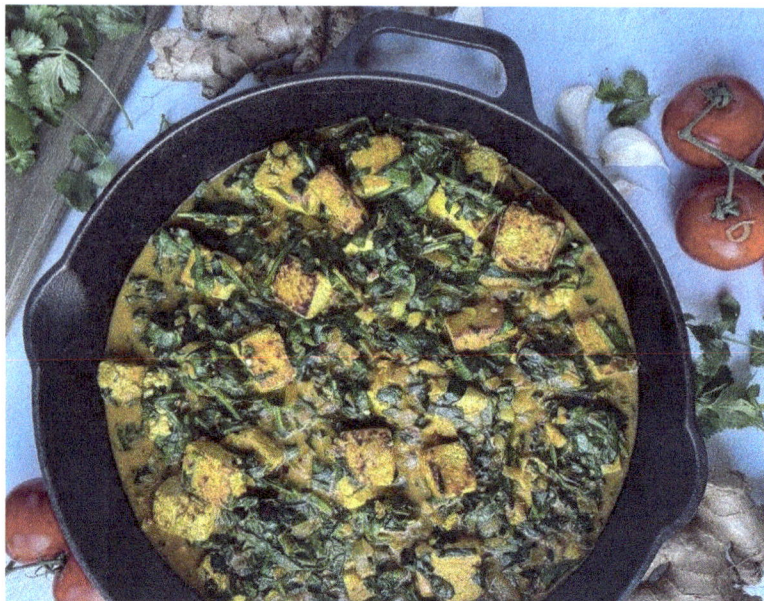

Afgreiðsla 3-4

Hráefni

- 8 cannelloni/manicotti núðlur (glútenlausar ef þarf), soðnar al dente

- 1 16 únsur. krukku af uppáhalds pastasósunni þinni

- 2 matskeiðar ólífuolía

- 1 meðalstór laukur, saxaður

- 1 1o únsur. pakki af frosnu spínati, þíða og saxað – eða 1 poki af fersku barnaspínati, saxað

- 16 únsur. þétt eða silkitófú

- 1/2 bolli kasjúhnetur í bleyti, tæmd og fínmalaðar (valfrjálst)

- 1/4 bolli rifnar gulrætur (valfrjálst)

- 2 matskeiðar sítrónusafi

- 1 hvítlauksgeiri, saxaður

- 1 matskeið næringarger

- 1 tsk salt

- 1/4 tsk svartur pipar

- Rifinn vegan ostur, eins og Daiya (valfrjálst)

Leiðbeiningar

a) Í nonstick pönnu, steikið laukinn í olíunni þar til hann er hálfgagnsær. Hrærið spínatinu saman við og slökkvið á hitanum.

b) Blandið saman tófúinu, kasjúhnetunum (ef þær eru notaðar), gulrótum, sítrónusafa, hvítlauk, næringargeri, salti og pipar í skál.

c) Bætið spínat-lauksblöndunni út í tófúblönduna og hrærið þar til það er vel blandað.

d) Forhitið ofninn í 350F. Hellið þunnu lagi af pastasósu á botninn á 9×133 pönnu.

e) Fylltu hverja soðna skel með fyllingu með því að nota litla skeið. Setjið fylltu skeljarnar á pönnuna og setjið restina af pastasósunni yfir.

f) Hyljið pönnuna með filmu til að koma í veg fyrir að skeljarnar þorni.

g) Bakið í um 30 mínútur, eða þar til það er freyðandi.

h) Ef þú bætir við vegan osti skaltu strá honum ofan á síðustu 2 mínúturnar í ofninum.

50. Kókos karrý linsubaunasúpa

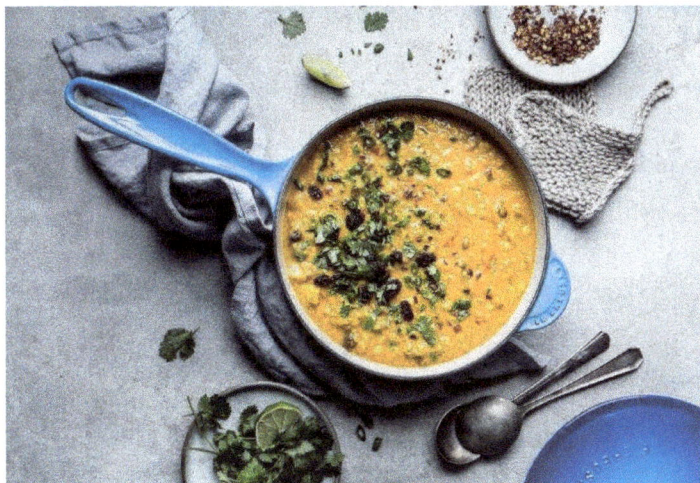

þjónar 4.

Hráefni

- 1 matskeið kókosolía (eða ólífuolía)

- 1 stór laukur, saxaður

- 2 hvítlauksgeirar, saxaðir

- 1 matskeið ferskt engifer, hakkað

- 2 matskeiðar tómatmauk (eða tómatsósa)

- 2 matskeiðar karrýduft

- 1/2 tsk heitar rauðar piparflögur

- 4 bollar grænmetissoð

- 1 400ml dós kókosmjólk

- 1 400g dós niðurskornir tómatar

- 1. 5 bollar þurrar rauðar linsubaunir

- 2-3 handfylli af saxuðu grænkáli eða spínati

- Salt og pipar, eftir smekk

- Skreytið: saxað kóríander (ferskt kóríander) og/eða vegan sýrður rjómi

Leiðbeiningar

a) Hitið kókosolíuna í potti yfir meðalhita og hrærið laukinn, hvítlaukinn og engiferið þar til laukurinn er hálfgagnsær, í nokkrar mínútur.

b) Bætið tómatmaukinu (eða tómatsósu), karrýduftinu og rauðum piparflögum út í og eldið í eina mínútu í viðbót.

c) Bætið grænmetissoðinu, kókosmjólkinni, sneiðum tómötum og linsunum út í. Lokið og látið suðuna koma upp, látið malla við vægan hita í 20-30 mínútur þar til linsurnar eru orðnar mjög meyrar. Kryddið með salti og pipar.

d) {Make-Ahead: Má kæla, frysta í loftþéttum ílátum og hita aftur við miðlungs lágan hita.}

e) Hrærið grænkálinu/spínatinu út í áður en það er borið fram og skreytið með kóríander og/eða vegan sýrðum rjóma.

51.Indverskt karrý kínóa

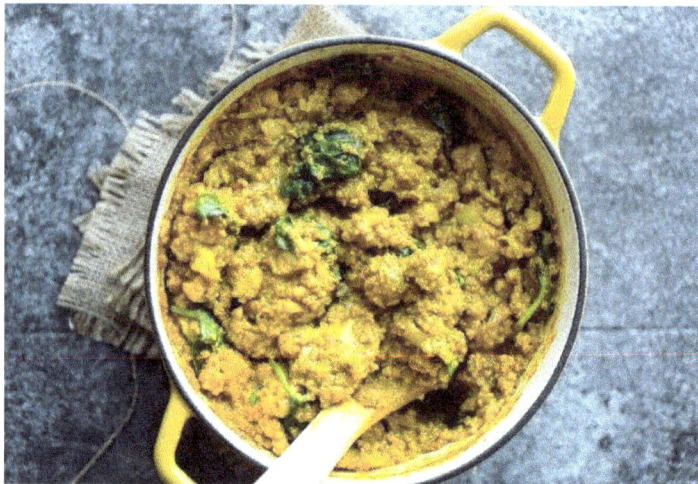

þjónar 4.

Hráefni

- 1 bolli kínóa, skolað og látið renna af

- 1 dós (400ml) kókosmjólk

- 1 dós (400ml) sneiddir tómatar

- 3 matskeiðar karrýduft

- 2 matskeiðar tómatsósa eða tómatmauk

- 2 matskeiðar kókosolía (eða önnur jurtaolía)

- 1 stór laukur

- 1 hvítlauksgeiri, saxaður

- 1 gulrót, skorin í teninga

- 1 dós (400 g) kjúklingabaunir, tæmdar

- 2 stórar handfyllingar af söxuðu spínati eða grænkáli

- 1/2 tsk mulinn rauður chili pipar salt og pipar kóríander (ferskur kóríander)

Leiðbeiningar

a) Blandið kínóa, kókosmjólk, sneiðum tómötum (með safa), karrídufti og tómatsósu/tómatmauki saman í meðalstóran pott og látið suðuna koma upp. Lækkið hitann í lægstu stillingu, setjið lok á pottinn og látið malla þar til kínóa er tilbúið, um það bil 15 mínútur.

b) Á meðan kínóa er að eldast: Hitið olíu á pönnu yfir miðlungshita og hrærið hvítlaukinn og laukinn þar til hann er hálfgagnsær.

c) Bætið gulrótinni út í og steikið í nokkrar mínútur.

d) Bætið kjúklingabaununum út í og eldið í nokkrar mínútur í viðbót.

e) Bætið spínatinu/kálinu út í og eldið þar til það er visnað, um það bil eina mínútu.

f) Blandið grænmetinu saman við kínóa, kryddið með salti, pipar og muldum rauðum chilipipar og skreytið með kóríander áður en það er borið fram.

52. Grillað grænmeti á hvítbaunamauki

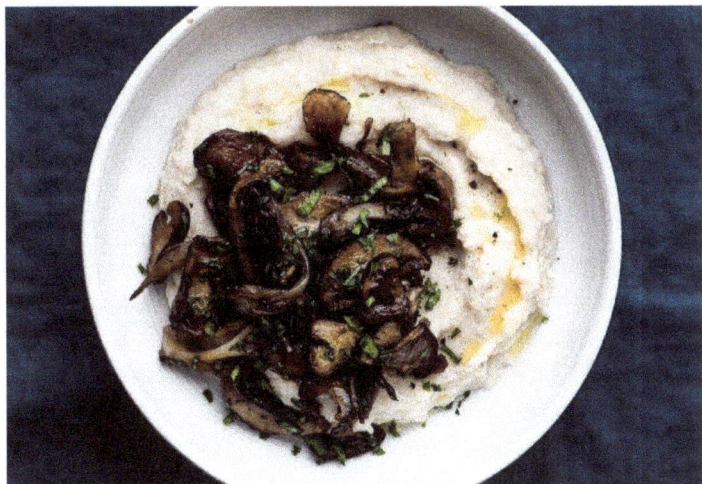

þjónar 2.

Hráefni

- 1 rauð paprika (capsicum), fræhreinsuð og skorin í fjórða

- 1 eggaldin (aubergín), skorið langsum

- 2 kúrbítar (kúrbítar), skornir í sneiðar

- 2 matskeiðar ólífuolía

Fyrir Mash

- 410 g dós haricot baunir, skolaðar (ég nota Cannellini eða hvítar nýrnabaunir)

- 1 hvítlauksgeiri, pressaður

- 100ml grænmetiskraftur

- 1 matskeið saxað kóríander (kóríander)

- Sítrónubátar, til að bera fram

Leiðbeiningar

a) Hitið grillið. Raðið grænmetinu yfir grillpönnu og penslið létt með olíu. Grillið þar til þær eru ljósbrúnar, snúið þeim við, penslið aftur með olíu og grillið þar til þær eru mjúkar.

b) Á meðan skaltu setja baunirnar á litla pönnu með hvítlauknum og soðinu. Látið suðuna koma upp, látið malla, án loks, í 10 mínútur.

c) Maukið gróft með kartöflustöppu, bætið við smá vatni eða meira soði ef maukið virðist of þurrt. Skiptið grænmetinu og maukinu á milli 2 diska, dreypið afgangi af olíu yfir og stráið svörtum pipar og kóríander yfir. Bætið sítrónubát á hvern disk og berið fram.

53. Ofnsteikt seitan

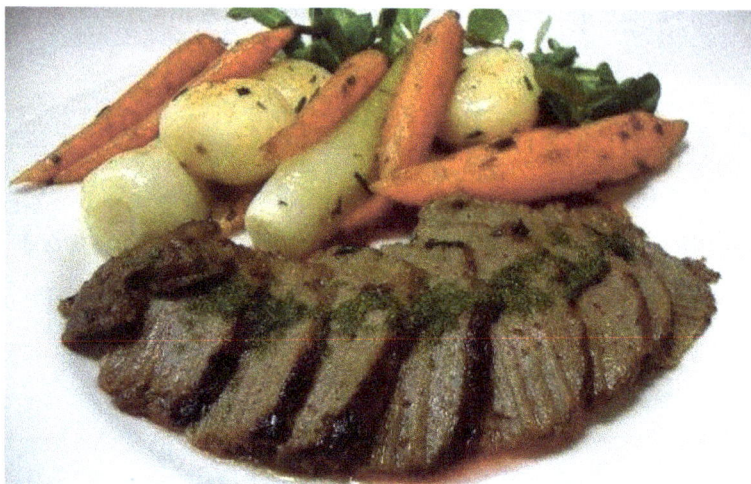

Hráefni:

- 1 bolli af lífsnauðsynlegu hveitiglúti.

- 3 matskeiðar næringarger.

- 1 tsk reykt paprika.

- 1 tsk þurrkað timjan eða 1 ferskt vortímían.

- 1 tsk þurrkað rósmarín.

- 1 matskeið hvítlauksduft.

- 1 tsk sjávarsalt.

- 1/4 tsk þurrkuð salvía.

- 1 matskeið vegan Worcestershire sósa.

- 1 matskeið sykur ókeypis BBQ sósa.

- 2 matskeiðar fljótandi amínó (eða sojasósa).

- 1 bolli grænmetissoð.

- 4 bollar af grænmetissoði til að malla seitanið í.

LEIÐBEININGAR:

a) Blandaðu saman þurru virku innihaldsefnunum þínum í einni skál og blautum hlutunum þínum í annarri skál.
b) Blandið blautu og þurru saman og hnoðið saman í "deig".
c) Hnoðið þetta deig í um það bil 5 mínútur eða þar til glúteinið er virkjað.

d) Látið sjóða um það bil 4 bolla af grænmetissoði á miðlungs hátt.

e) Meirihluti réttanna krefst þess að þú pakkar seitaninu þínu inn í plastfilmu áður en það er kraumað, en það er aðeins til að halda löguninni og við komumst að því að okkur líkar við sveitalegt og hlaðið grænmetiskrafti.

f) Rúllaðu einfaldlega seitan deiginu þínu í stokk og láttu malla í lokuðum potti með grænmetissoði í 45 mínútur.

g) Eftir 45 mínútur forhitaðu ofninn þinn í 350°F og bakaðu seitanið á bökunarplötu í 20 mínútur, snúðu því við eftir 10 mínútur.

54. Kjúklingabaunatófú

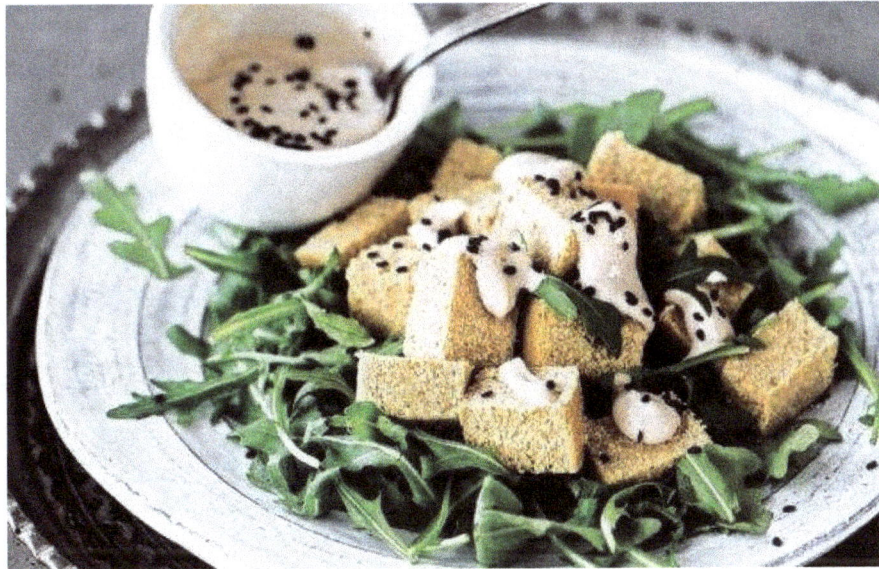

Innihald fyrir kjúklingabaunatófúið:

- 2 bollar garbanzo baunamjöl.

- 1/4 bolli matarger.

- 2 tsk malað kúmen.

- 1/2 tsk hvítlauksduft.

- 1 tsk nýmalaður svartur pipar.

- 1/4 tsk cayenne pipar.

- 1 msk kókosolía eða ólífuolía.

- 1 1/2 tsk salt.

Fyrir tahinisósuna:

- 1/4 bolli tahini.

- 1 hvítlauksgeiri, saxaður.

- 1 tsk eplaedik.

- Nýmalaður svartur pipar.

- 1 matskeið svört sesamfræ.

Leiðbeiningar:

a) Forhitið ofninn í 400° F. í stórri skál, blandið öllum kjúklingabaunatófúhlutunum saman við 3/4 bolla af vatni og blandið vel saman.

b) Klæðið bökunarpappír á bökunarform og takið saman deigið.

c) Bakið í 20 mínútur, eða þar til tannstöngull sem stungið er í
    miðjuna kemur snyrtilegur út.

d) Takið úr ofninum, látið kólna alveg og skerið í hæfilega bita.

e) Í sérstakri skál, blandið saman virku innihaldsefnum
    tahinisósunnar og 2 matskeiðar af vatni (bætið meira vatni
    við ef tahinið er of þykkt).

f) Berið kjúklingabaunatófúið fram á rúllabeði, toppað með
    tahinisósunni.

55. Steikt tófú

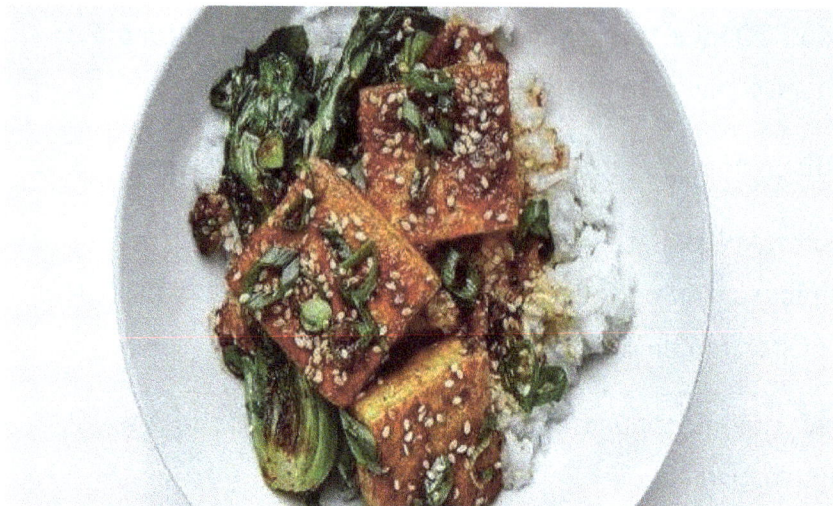

Hráefni:

- 1 laukur, skorinn í þunnar bita.

- 1 14 aura blokkfast tófú, skorið í 16 ferninga.

- 1 msk sykur.

- 1/2 -1 matskeið kóreskt chili duft.

- 3 matskeiðar sojasósa.

- 4 matskeiðar sake.

- 1 rauðlaukur, skorinn í þunnar sneiðar.

- Ristað sesamfræ.

Leiðbeiningar:

a) Setjið lauksneiðar á pönnu eða steikarpönnu sem festist ekki og leiddu síðan með bitum af tofu.

b) Blandið sykri, kóresku chilidufti, sojasósu og sake saman. Setjið tófú sneiðar yfir.

c) Hyljið steikarpönnu með loki. Snúðu hitann í háan og eldaðu þar til það sýður. Snúðu hitanum í miðlungsháan og eldaðu í 5 mínútur í viðbót, hrærðu með sósunni nokkrum sinnum.

d) Takið lokið af, stillið aftur á háan hita og eldið þar til sósan hefur í raun minnkað.

e) Slökktu á hitanum, færðu yfir á disk, skreyttu með lauk og sesamfræjum. Berið fram strax.

56. Kryddað hnetusmjör tempeh

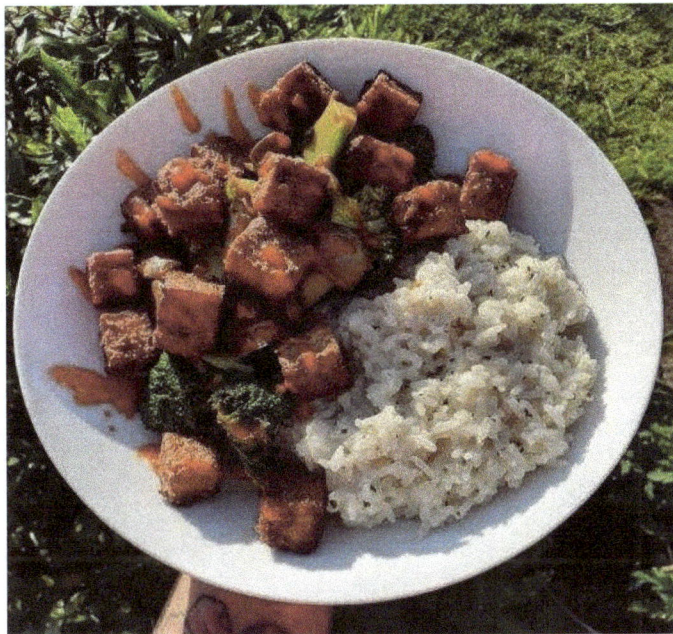

Hráefni:

- 22 oz tempeh, skorið í 1 tommu teninga.

- 6,5 oz villt hrísgrjón, hrá.

- Kókosolía sprey.

Sósa:

- 4 matskeiðar hnetusmjör.

- 4 matskeiðar sojasósa (lágt natríum).

- 4 matskeiðar kókossykur.

- 2 matskeiðar rauð chilisósa.

- 2 tsk hrísgrjónaedik.

- 2 matskeiðar engifer.

- 3 hvítlauksrif (eða hvítlauksmauk).

- 6 matskeiðar vatn.

Hvítkál:

- 5 oz fjólublátt hvítkál, rakað/fínt sneið.

- 1 lime, aðeins safi.

- 2 tsk agave/epla býflugnalaust hunang.

- 3 tsk sesamolía.

- Skreytið:

- Grænn laukur, saxaður.

Leiðbeiningar:

a) Blandið öllu hráefninu fyrir kryddaða hnetusósuna.

b) Skerið tempeh í 1 tommu (2,5 cm) teninga.

c) Bætið sósu við tempeh, hrærið, setjið lok á og marinerið í ísskáp í 2-3 klukkustundir eða helst yfir nótt. Tempeh er reyndar gott að drekka í sig bragðið af marineringunni.

d) Forhitið ofninn í 375°F/190°C eldið hrísgrjónin samkvæmt leiðbeiningum á pakka.

e) Setjið tempeh á flata pönnu, sprautið með smá kókosolíu, bakið í ofni í 25-30 mínútur. Geymið afganga af marineringunni til framreiðslu.

f) Blandið öllum innihaldsefnum kálsins saman í skál og setjið til hliðar til að láta það marinerast.

57. Reykt kjúklingabaunatúnfisksalat

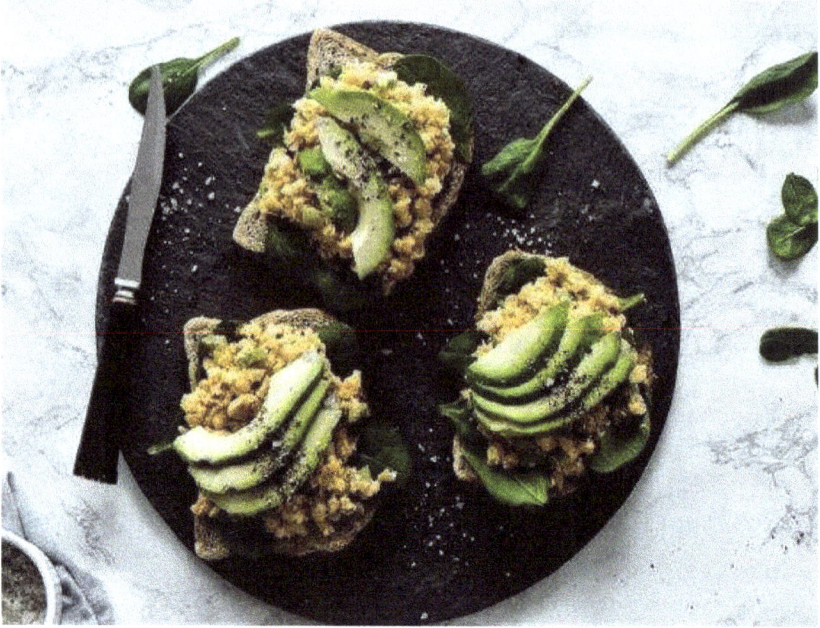

Kjúklingabaunatúnfiskur:

- 15 únsur. af soðnum kjúklingabaunum niðursoðinn eða annað.

- 2-3 matskeiðar mjólkurlaus jógúrt eða vegan majó.

- 2 tsk Dijon sinnep.

- 1/2 tsk malað kúmen.

- 1/2 tsk reykt paprika.

- 1 matskeið ferskur sítrónusafi.

- 1 sellerístilkur skorinn í teninga.

- 2 laukar saxaðir.

- Sjávarsalt eftir smekk.

Samlokusamsetning:

- 4 stykki af rúgbrauði eða spíruðu hveitibrauði.

- 1 bolli ungbarnaspínat.

- 1 avókadó skorið eða í teninga.

- Salt + pipar.

Leiðbeiningar:

a) Í matvinnsluvél, púlsaðu kjúklingabaunirnar þar til þær líkjast grófri, mylsnu áferð. Hellið kjúklingabaununum með skeið í meðalstóra skál og setjið afganginn af virku innihaldsefnunum í, hrærið þar til þær eru vel blandaðar. Kryddið með miklu sjávarsalti eftir eigin smekk.

b) Leggðu barnaspínatið á hverja brauðsneið; bæta við nokkrum hrúgum af kjúklingabaunatúnfisksalati, dreift jafnt yfir. Toppið með avókadósneiðum, nokkrum kornum af sjávarsalti og nýmöluðum pipar.

58. Thai quinoa salat

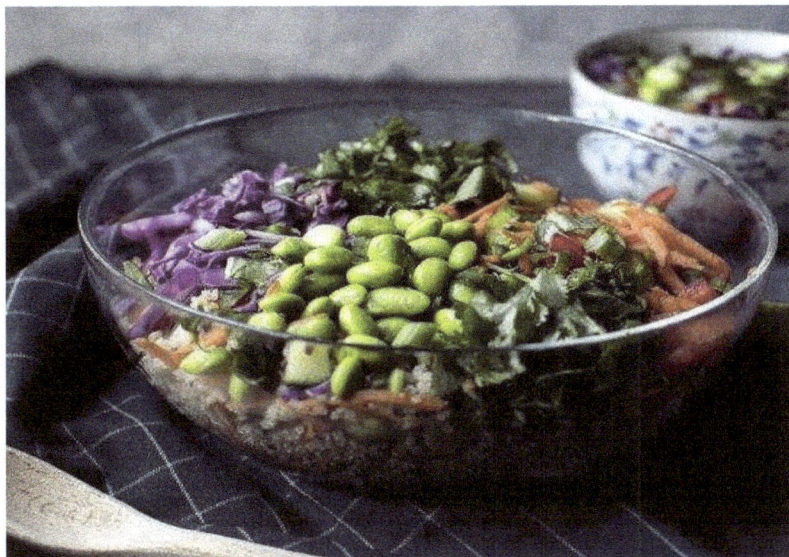

Fyrir salatið:

- 1/2 bolli soðið kínóa
- 3 matskeiðar rifnar gulrætur.
- 2 matskeiðar rauð paprika, varlega skorin í sneiðar.
- 3 matskeiðar agúrka, fínt skorin.
- 1/2 bolli edamame
- 2 laukar, smátt saxaðir.
- 1/4 bolli rauðkál, fínt skorið.
- 1 matskeið kóríander, varlega saxað.
- 2 matskeiðar ristaðar jarðhnetur, saxaðar (má sleppa).
- Salt.

Tælensk hnetusósa:

- 1 matskeið rjómalöguð náttúrulegt hnetusmjör.
- 2 tsk lágsalt sojasósa.
- 1 tsk hrísgrjónaedik.
- 1/2 tsk sesamolía.
- 1/2 - 1 tsk sriracha sósa (má sleppa).
- 1 hvítlauksrif, varlega saxað.

- 1/2 tsk rifinn engifer.

- 1 tsk sítrónusafi.

- 1/2 tsk agave nektar (eða hunang).

Leiðbeiningar:

a) Blandið öllum hráefnunum saman í litla skál og blandið þar til vel blandað saman.

b) Blandið kínóa saman við grænmetið í blöndunarskál. Setjið dressinguna með og blandið vel saman til að blandast saman.

c) Úðið ristuðu hnetunum ofan á og berið fram!

59. Tyrkneskt baunasalat

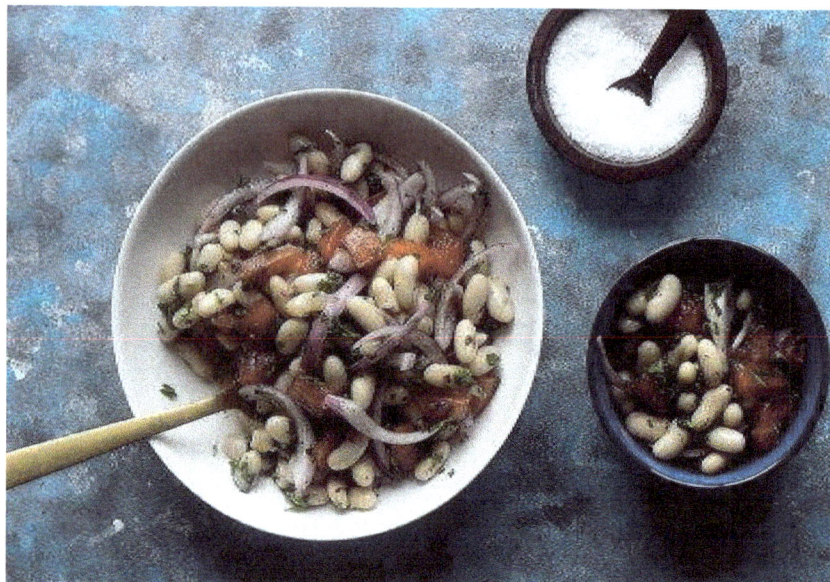

Fyrir salatið:

- 1 1/2 bollar soðnar hvítar baunir.

- 1/2 bolli saxaðir tómatar.

- 1/2 bolli gúrka í sneiðum.

- 2 grænar paprikur, sneiddar.

- 1/4 bolli sneið steinselja.

- 1/4 bolli saxað ferskt dill.

- 1/4 bolli niðurskorinn grænn laukur.

- 4 harðsoðin egg.

Klæðaburður

- 2 bollar heitt vatn.

- 2 rauðlaukar, þunnar sneiðar.

- 1 matskeið sítrónusafi.

- 1 tsk edik.

- 1 tsk salt.

- 1 tsk sumak.

Leiðbeiningar:

a) Í stórri skál skaltu sameina alla hluti fyrir salatið fyrir utan eggin.

b) Þeytið hvað sem er fyrir dressinguna og setjið yfir salatið. Hrærið vel í og setjið egg í sneiðar eða helming.

c) Kasta sneiðum laukum í mjög heitt vatn, blanchaðu í eina mínútu og færðu þá í mjög kalt vatn til að hætta að elda. Látið þær liggja í köldu vatni í nokkrar mínútur og látið renna vel af.

d) Blandið saman sítrónusafa, salti, ediki og súmak og setjið þetta yfir tæmd laukinn. Það er allt stillt til að nýta innan 5 til 10 mínútna. Því lengur sem það bíður, því bjartari er liturinn.

e) Bætið rauðlauk út í salatblönduna og hrærið vel í henni. Skildu eftir auka lauk fyrir toppinn.

f) Skiptu salatinu í skálar og leiddi með nokkrum fleiri rauðlauk.

60. Grænmetis- og quinoa skálar

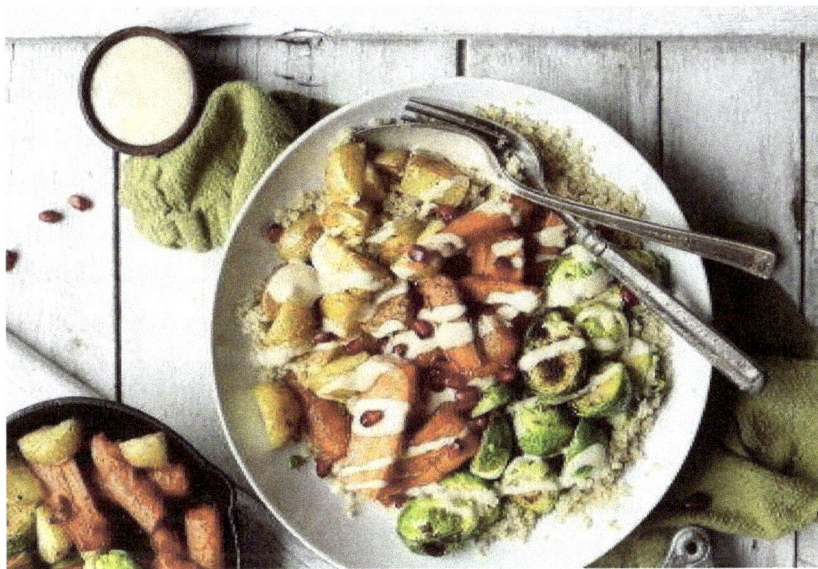

Grænmeti:

- 4 meðalstórar heilar gulrætur.

- 1 1/2 bollar ungbarnagular kartöflur í fjórðungi.

- 2 matskeiðar hlynsíróp.

- 2 matskeiðar ólífuolía.

- 1 holl klípa hvert sjávarsalt + svartur pipar.

- 1 matskeið ferskt rósmarín í sneiðar.

- 2 bollar helmingaður rósakál.

Quinoa:

- 1 bolli hvítt kínóa vel skolað + tæmt.

- 1 3/4 bollar vatn.

- 1 klípa sjávarsalt.

Sósa:

- 1/2 bolli tahini.

- 1 meðalstór sítróna, safi (afrakstur - 3 matskeiðar eða 45 ml).

- 2-3 matskeiðar hlynsíróp.

Fyrir framreiðslu valfrjálst:

- Ferskar kryddjurtir (steinselja, timjan og svo framvegis).

- Granatepli arils.

Leiðbeiningar:

a) Forhitaðu ofninn í 400 gráður F (204 ° C) og klæddu bökunarplötu með bökunarpappír

b) Setjið gulrætur og kartöflur á blaðið og dreypið helmingnum af hlynsírópinu, helmingnum af ólífuolíu, salti, pipar og rósmarín yfir. Kasta til að sampætta. Bakið síðan í 12 mínútur.

c) Í millitíðinni skaltu hita pönnu yfir meðalháum hita. Þegar það er orðið heitt skaltu bæta við skoluðu kínóa til að steikja það létt áður en vatni er bætt við til að gufa upp afganginn af bleytu og draga fram hnetubragð.

d) Undirbúið í 2-3 mínútur, hrærið oft. Bætið við vatni og klípu af salti. Að lokum, undirbúið dressingu .

e) Til að bera fram skaltu skipta kínóa og grænmeti á milli framreiðsluskála og drekka ríkulega af tahinisósu. Leiðandi með skreytingarvali eins og granateplum eða ferskum kryddjurtum.

61. Möndlusmjör tófú hrært

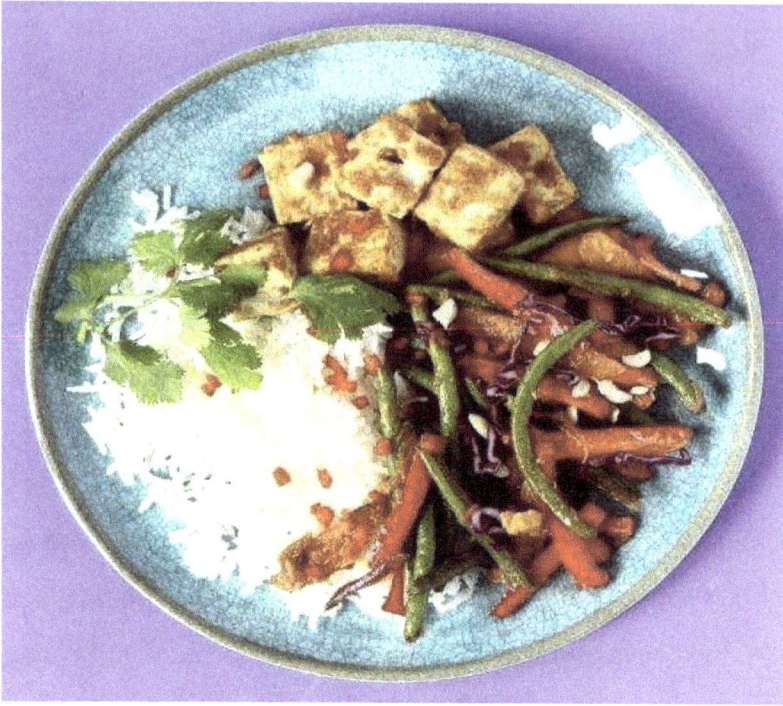

Hráefni

- 1 12 aura pakki auka fyrirtækistófú.

- 2 matskeiðar sesamolía (skipt).

- 4 matskeiðar af minni natríum tamari

- 3 matskeiðar hlynsíróp.

- 2 matskeiðar möndlusmjör

- 2 matskeiðar lime safi.

- 1-2 tsk chili hvítlaukssósa

Grænmeti

- Villt hrísgrjón, hvít hrísgrjón eða blómkálsgrjón.

Leiðbeiningar:

a) Þegar ofninn er forhitaður skaltu taka tofu upp og skera í litla teninga.

b) Í millitíðinni, í litla blöndunarskál, bætið helmingnum af sesamolíu, tamari, hlynsírópi, möndlusmjöri, limesafa og chili hvítlaukssósu/rauðu piparflögu/tællenskum chili. Blandaðu til að samþætta.

c) Setjið bakað tófú í möndlusmjör-tamari sósuna og látið marinerast í 5 mínútur, hrærið stundum. Því lengur sem það marinerast, því öfgakenndara er bragðið, hins vegar finnst mér 5-10 mínútur vera nóg.

d) Hitið stóra pönnu yfir meðalhita. Bætið tófúinu út í þegar það er heitt og skilið eftir megnið af marineringunni.

e) Eldið í um það bil 5 mínútur, hrærið stundum, þar til það er brúnt á öllum hliðum og örlítið karamelliserað. Losaðu þig við af pönnunni og settu til hliðar.

f) Setjið sesamolíuna sem eftir er af marineringunni á pönnuna.

62. Quinoa kjúklingabauna búdda skál

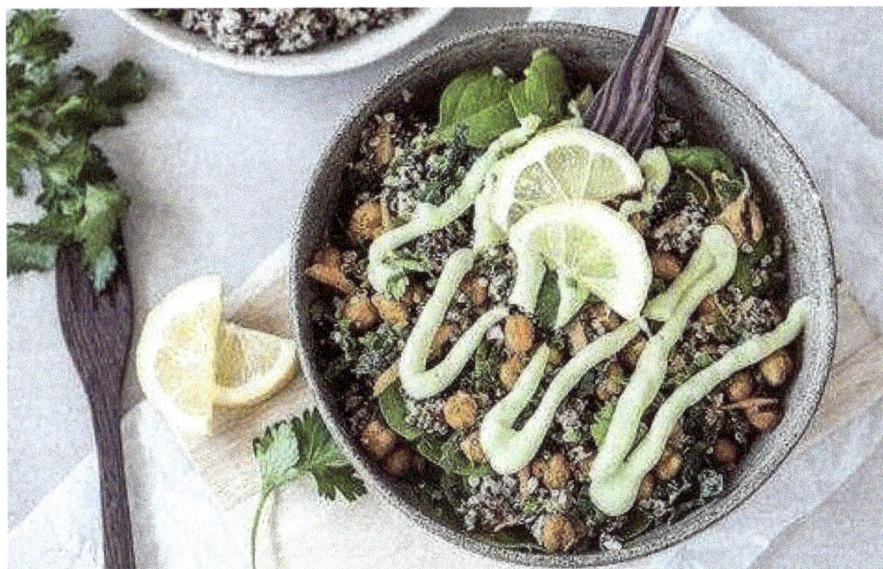

Kjúklingabaunir:

- 1 bolli þurrar kjúklingabaunir.
- 1/2 tsk sjávarsalt.

Quinoa:

- 1 matskeið ólífu-, vínberja- eða avókadóolía (eða kókos).
- 1 bolli hvítt kínóa (vel skolað).
- 1 3/4 bolli vatn.
- 1 holla klípa sjávarsalt.

Grænkál:

- 1 stór pakki hrokkið grænkál

Tahini sósa:

- 1/2 bolli tahini.
- 1/4 tsk sjávarsalt.
- 1/4 tsk hvítlauksduft.
- 1/4 bolli vatn.
- Til framreiðslu:
- Ferskur sítrónusafi.

Leiðbeiningar:

a) Annaðhvort leggið kjúklingabaunir í bleyti yfir nótt í köldu vatni eða notaðu fljótlega bleytiaðferðina: Bætið skoluðum kjúklingabaunum í stóran pott og hyljið með 2 tommu vatni. Tæmið, skolið og setjið aftur í pottinn.

b) Til að elda bleytar kjúklingabaunir, bætið við í stóran pott og hyljið með 2 tommu af vatni. Látið suðuna sjóða við háan hita, lækkið síðan hitann niður í suðuna, blandið í salti og hrærið í og eldið án loks í 40 mínútur - 1 klukkustund og 20 mínútur.

c) Prófaðu baun eftir 40 mínútna markið til að sjá hversu mjúk þau eru. Þú ert að leita að einfaldlega mjúkri baun með smá biti og skinnið mun byrja að sýna vísbendingar um flögnun. Um leið og þau eru tilbúin skaltu tæma baunirnar og setja til hliðar og strá yfir aðeins meira salti.

d) Undirbúðu dressinguna með því að setja tahini, sjávarsalt og hvítlauksduft í litla blöndunarskál og þeyta til að blandast saman. Bætið síðan vatni við smá í einu þar til það myndar hella sósu.

e) Bætið 1/2 tommu vatni á meðalstóra pönnu og látið sjóða við meðalhita. Takið grænkálið samstundis af hitanum og setjið yfir í lítið fat til framreiðslu.

63. Seitan parmesan

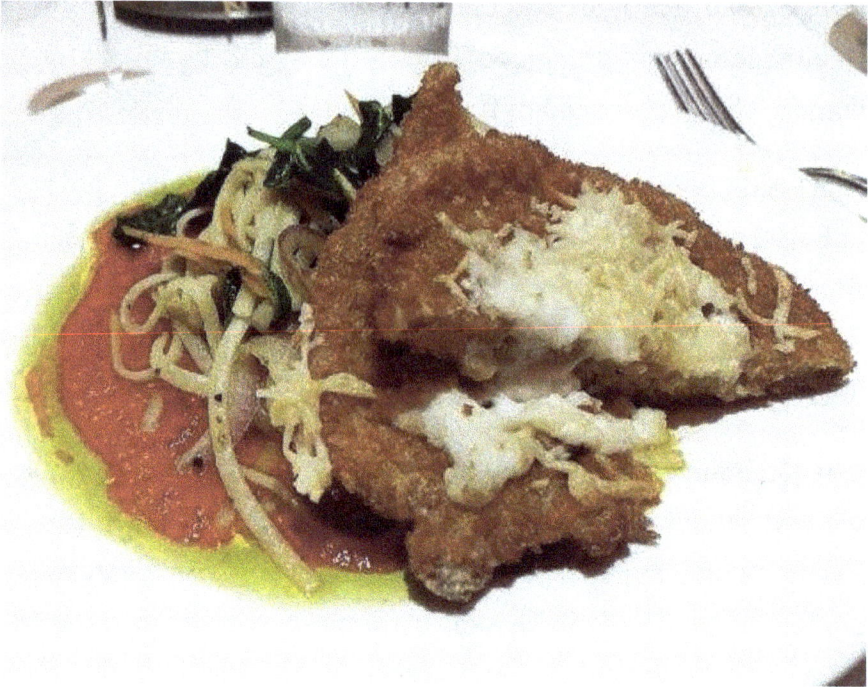

Hráefni:

- 6 matskeiðar afgerandi hveiti glúten.

- 1/2 tsk laukduft.

- 1/4 tsk alifuglajurtir.

- 1/4 tsk salt.

- 1 matskeið tahini.

- 5 matskeiðar vegan kjúklingasoð.

- 1 vegan egg í staðinn.

- 6 matskeiðar hveiti.

- 1/4 tsk laukduft.

- 1/4 tsk hvítlauksduft.

- 1/4 tsk salt.

- Pasta valkostur.

- Uppáhalds pastasósa.

- Vegan ostur, til framreiðslu.

- 1 stór brasilísk hneta, fyrir "parmesan".

Leiðbeiningar:

a) Blanda: 6 msk mikilvæg hveitiglúten, 1/2 tsk laukduft, 1/4 tsk alifuglajurtir og 1/4 tsk salt.

b) Blandið saman í mismunandi skál: 1 msk tahini og 5 msk vegan kjúklingasoði eða vatn.

c) Blandaðu saman línu 1 og 2 þar til þú hefur seitan deig. Hnoðið deigið í eina mínútu.

d) Hyljið með vatni eða seyði. Þegar það er tilbúið skaltu nota pappírshandklæði til að ýta auka vatni úr bökunni.

e) Búðu til vegan egg samkvæmt leiðbeiningum. Notaðu smá aukavatn til að búa til eggjadeig á þynnri hliðinni.

f) Búðu til hveitiblöndu: 6 matskeiðar hveiti, 1/4 laukduft, 1/4 hvítlauksduft og 1/4 salt.

g) Dýfðu seitan patty í hveiti, svo vegan eggjadeig og svo hveiti aftur. Steikið á háum/miðlungsháum hita þar til þær eru gullinbrúnar.

h) Berið fram með pasta, sósu og vegan osti. Bræðið vegan ost undir „broil" stillingu, ef vill. Rífið brasilískar hnetur vandlega fyrir parmesan.

64. Rauðar linsubaunir

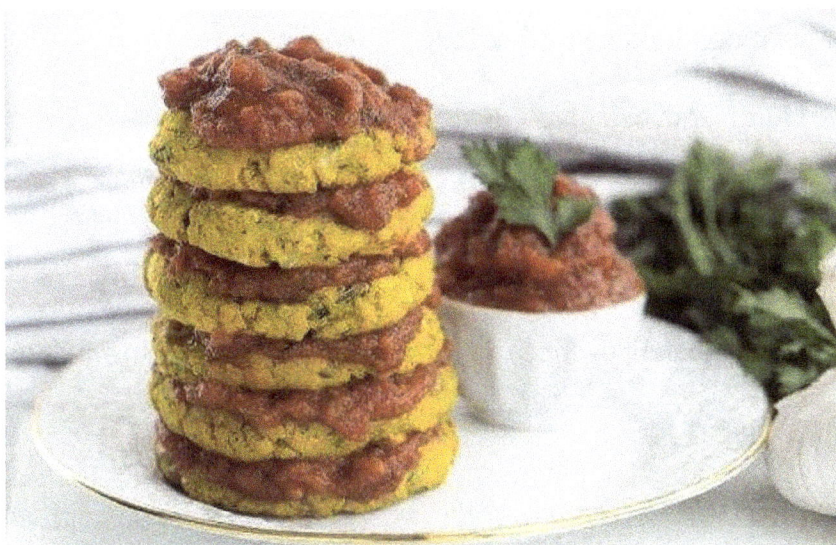

Fyrir tómatsósuna:

- 1 14 aura dós hakkaðir tómatar.

- Skvetta af agavesírópi.

- 1 matskeið olía.

- 1 tsk rautt, hvítvín.

- Chili, þurrkaðar Provence-jurtir og paprikuduft eftir smekk.

Fyrir linsubaunir:

- 1 bolli þurrar rauðar linsubaunir.

- 1 1/2 bollar, auk 3 matskeiðar af vatni.

- 1 tsk grænmetissoðduft.

- 1 tsk túrmerik.

- 1 laukur, skorinn í bita.

- 1 hvítlauksgeiri, pressaður.

- 1/2 tsk kúmen.

- 1 hör egg.

- 2 matskeiðar af steinselju.

- Salt og pipar, eftir smekk.

- Olía, eftir þörfum.

Til að búa til tómatsósu:

a) Bætið öllum virku innihaldsefnum í pott og látið sjóða. Lágmarkið hitann og látið malla í um 30 mínútur, hrærið reglulega. Losaðu þig við hita.

Til að gera linsubaunir:

b) Blandið linsubaunir, vatni, grænmetissoði og túrmerik saman í pott og látið suðuna koma upp. Ef nauðsynlegt er skaltu draga úr hitanum og elda þar til linsurnar eru mjúkar og vatnið frásogast (innifalið meira vatn. Hrærið reglulega.

c) Á hinn bóginn, eldið laukinn á pönnu.

d) Hitið ofninn í 390°F. Klæðið bökunarpappír á bökunarplötu og smyrjið með olíu.

e) Setjið linsubaunir, lauk, hvítlauk, kúmen, hör egg, steinselju, salt og pipar í skál. Blandið vel saman og látið kólna aðeins.

f) Vættið hendurnar með vatni, mótið linsubaunabollu og setjið á bökunarpappír. Penslið með smá olíu.

g) Bakið rauðu linsubauna í um 20-25 mínútur og berið fram með tómatsósunni.

65. Ruccola pestó og kúrbít

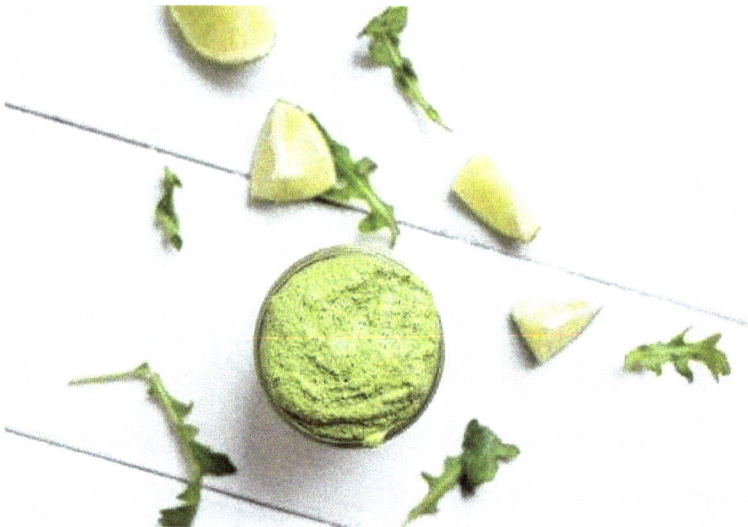

Hráefni:

- 2 sneiðar af rúgristuðu brauði

- 1/2 af avókadó.

- 1/2 stór kúrbít.

- Hnappur af vatnakarsa.

- 1 hvítlauksrif.

- Fyrir arugula pestó:

- 2 stórar handfyllingar af rucola.

- 1 bolli furuhnetur (eða hvaða hneta sem er).

- 1 stór handfylli af spínati.

- Safi úr 1 lime.

- 1 teskeið af sjávarsalti.

- 3 matskeiðar ólífuolía.

Leiðbeiningar:

a) Byrjaðu á því að búa til rucola pestó með því að setja öll
hráefnin í matarmylla og þeytið þar til pestóið verður
flauelsmjúkt og slétt.

b) Steikið kúrbítinn með því að skera hann fyrst í mjög þunna
lárétta bita. Hitið grófsneiða hvítlauksgeirann, ólífuolíu,

stráið af sjávarsalti og nokkrum skvettum af vatni á litla pönnu við meðalhita.

c) Ef kúrbíturinn byrjar að þorna þegar hann er eldaður skaltu láta kúrbítinn fylgja með og steikja í 7 mínútur - setja vatn rólega inn í.

d) Ristið brauðið, dreifið síðan pestóinu yfir allt ristað brauðið, bætið kúrbítnum og niðurskornu avókadóinu út í og bætið við með karsa!

66. Grænmetispottréttur

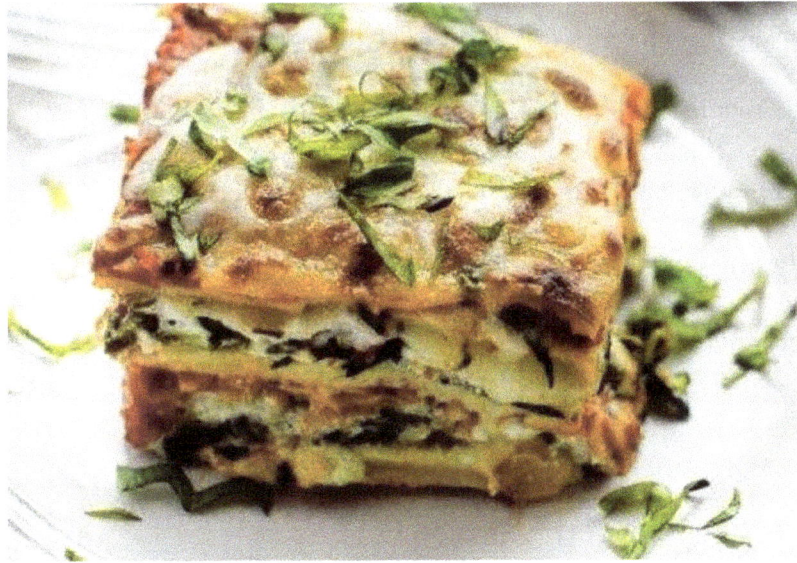

Hráefni:

- 1 matskeið ólífu- eða repjuolía.

- 1 laukur, varlega skorinn í sneiðar.

- 3 hvítlauksrif, skorin í sneiðar.

- 1 tsk reykt paprika.

- 1/2 tsk malað kúmen.

- 1 matskeið þurrkað timjan.

- 3 meðalstórar gulrætur, sneiddar.

- 2 meðalstöng sellerí, fínt skorið

- 1 rauð paprika, skorin í sneiðar.

- 1 gul paprika, skorin í sneiðar.

- 2 x 400 g dós af tómötum eða afhýddum kirsuberjatómötum.

- 1 grænmetiskraftsteningur búinn til allt að 250ml

- 2 kúrbítar, sneiddar þykkar

- 2 greinar ferskt timjan.

- 250 g soðnar linsubaunir.

Leiðbeiningar:

a) Hitið 1 matskeið ólífu- eða repjuolíu í risastórum, yfirþyrmandi rétti. Setjið 1 fínt skorinn lauk með og eldið varlega í 5 – 10 mínútur þar til hann er mjúkur.

b) Setjið 3 niðurskorna hvítlauksrif, 1 tsk reykta papriku, 1/2 tsk malað kúmen, 1 msk þurrkað timjan, 3 niðurskornar gulrætur, 2 fínskornar sellerístangir, 1 hakkaða papriku og 1 klofna gula papriku og eldið í 5 mínútur.

c) Setjið tvær 400 g glös tómatar, 250 ml grænmetiskraft (gert úr 1 potti), 2 þykkt niðurskorna kúrbít og 2 greinar nýtt timjan og eldið í 20 - 25 mínútur.

d) Takið timjangreinarnar út. Blandið 250 g soðnum linsum út í og setjið aftur í plokkfisk. Með villtum og hvítum basmati hrísgrjónum, leiðsögn eða kínóa.

67. Brennt rósakál

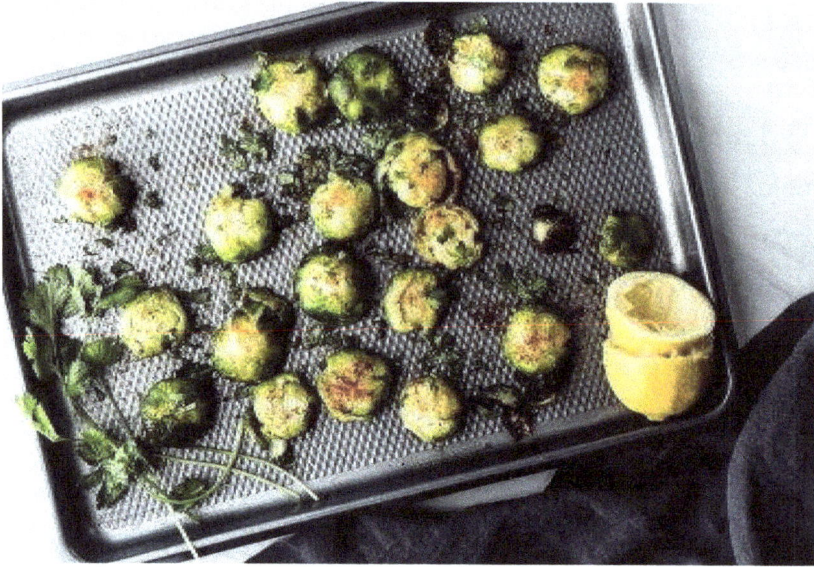

Hráefni:

- 1 pund rósakál, skorið í tvennt.

- 1 skalottlaukur, saxaður.

- 1 matskeið ólífuolía.

- Salt og pipar, eftir smekk.

- 2 tsk balsamik edik.

- 1/4 bolli granatepli fræ.

- 1/4 bolli geitaostur, mulinn.

Leiðbeiningar:

a) Forhitaðu ofninn þinn í 400 ° F. Húðaðu rósakálina með olíu. Stráið salti og pipar yfir.

b) Flyttu yfir á ofnform. Steikið í ofni í 20 mínútur.

c) Dreypið ediki yfir.

d) Stráið fræjum og osti yfir áður en borið er fram.

68. Avókadó kjúklingasamloka

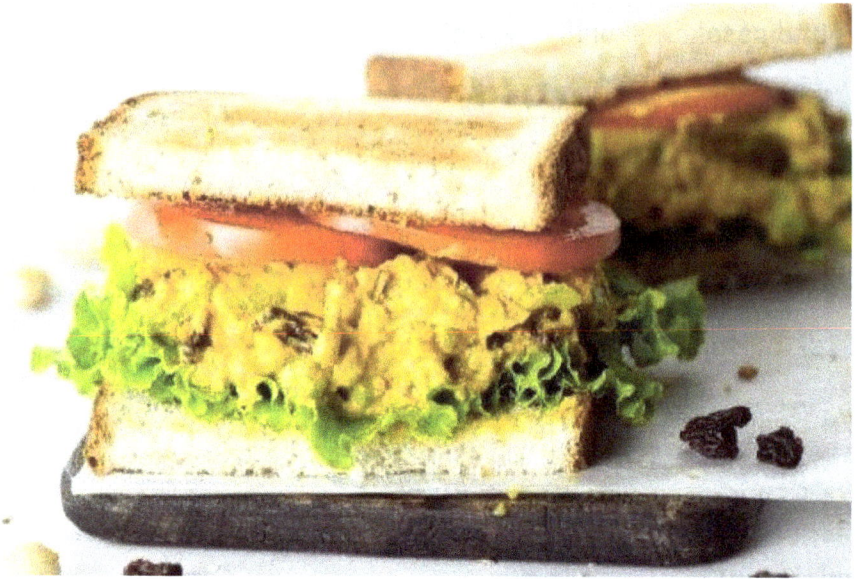

Hráefni:

- 1 dós ekkert salt bætt við kjúklingabaunum tæmd rör og skoluð.

- 1 stórt þroskað avókadó.

- 1 1/2 matskeið sítrónusafi.

- 1/2 tsk heitur chilipipar smátt saxaður.

- Salt og pipar.

- 4 sneiðar heilkorn ræktuðu brauð.

- 1 stór fjársjóður tómatur skorinn í sneiðar.

- 1/2 bolli sætt örgrænt.

- 1/2 bolli rifin gulrót.

- 1/2 bolli tilbúin og rifin rófa.

Leiðbeiningar:

a) Maukið avókadóið í skál þar til það er tiltölulega slétt, bætið sítrónusafanum, heitum chilipiparnum og kjúklingabaunum út í. Kryddið með salti og pipar.

b) Til að setja saman samlokuna skaltu setja tómatasneiðarnar á eina brauðsneið, bæta við örgrænu, rauðrófum, kjúklingabaunasalatinu og gulrótunum. Njóttu!

69. Pönnukínóa

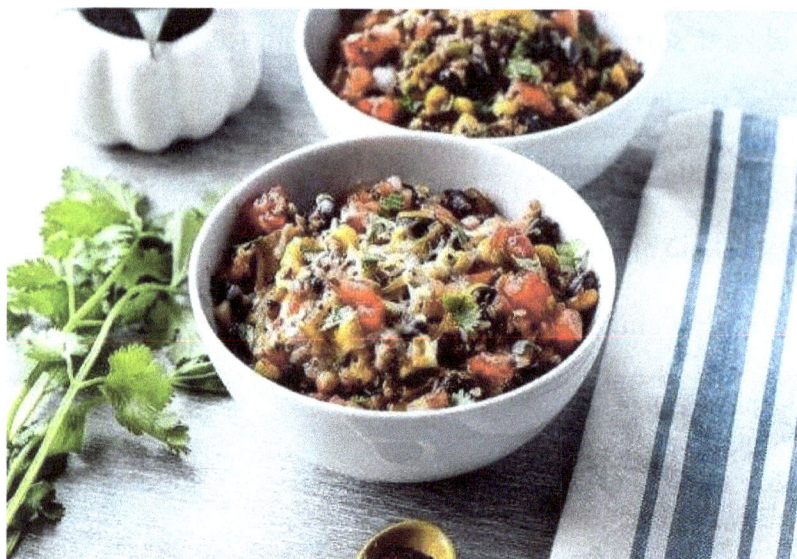

Hráefni:

- 1 bolli sæt kartöflu, í teningum.
- 1/2 bolli vatn.
- 1 matskeið ólífuolía.
- 1 laukur, saxaður.
- 3 hvítlauksgeirar, saxaðir.
- 1 tsk malað kúmen.
- 1 tsk malað kóríander.
- 1/2 tsk chili duft.
- 1/2 tsk þurrkað oregano.
- 15 oz svartar baunir, skolaðar og tæmdar.
- 15 oz ristaðir tómatar.
- 1 1/4 bollar grænmetiskraftur.
- 1 bolli frosinn maís 1 bolli quinoa (ósoðið).
- Salt eftir smekk.
- 1/2 bolli léttur sýrður rjómi.
- 1/2 bolli fersk kóríanderlauf.

Leiðbeiningar:

a) Bætið vatninu og sætu kartöflunni saman við á pönnu við meðalhita. Látið suðuna koma upp.

b) Lækkið hitann og eldið þar til sætar kartöflur eru mjúkar.

c) Bætið olíunni og lauknum saman við.

d) Eldið í 3 mínútur. Hrærið hvítlauk og kryddi út í og eldið í 1 mínútu.

e) Bætið restinni af hráefninu út í nema sýrða rjómann og kóríander. Eldið í 20 mínútur.

f) Berið fram með sýrðum rjóma og toppið með kóríander áður en borið er fram.

70. Sticky tofu með núðlum

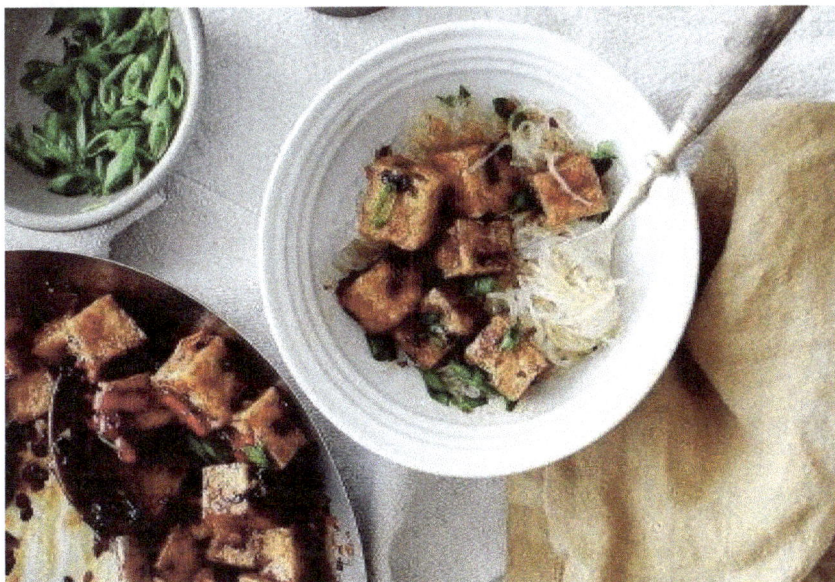

Hráefni:

- 1/2 stór agúrka.

- 100 ml hrísgrjóna rauðvínsedik.

- 2 matskeiðar gylltur flórsykur.

- 100 ml grænmetisolía.

- 200 g pakki fyrirtækistófú, skorið í 3 cm teninga.

- 2 matskeiðar hlynsíróp.

- 4 matskeiðar brúnt eða hvítt miso-mauk.

- 30 g hvít sesamfræ.

- 250 g þurrkaðar soba núðlur.

- 2 vorlaukar, rifnir, til að bera fram.

Leiðbeiningar:

a) Notaðu skrælara og klipptu þunnar tætlur af gúrkunni og skildu eftir fræin. Setjið tætlur í skál og setjið til hliðar. Hitið edik, sykur, 1/4 tsk salt og 100 ml af vatni varlega á pönnu við miðlungshita í 3-5 mínútur þar til sykurinn verður fljótandi, hellið síðan yfir gúrkurnar og látið súrsast í ísskápnum á meðan þú útbýr tófúið .

b) Hitið allt nema 1 matskeið af olíunni á stórri, álfastri pönnu við miðlungshita þar til loftbólur fara að rísa upp á yfirborðið. Setjið tófúið með og steikið í 7-10 mínútur .

c) Blandið saman hunangi og misó í lítilli skál. Dreifið sesamfræjunum út á disk. Penslið steikta tófúið með klístri hunangssósunni og setjið afganga til hliðar. Húðaðu tófúið jafnt í fræjum, stráðu smá salti yfir og láttu það liggja á heitum stað.

d) Undirbúið núðlurnar og blandið saman við afganginn af olíunni, sósunni sem eftir er og 1 matskeið af gúrkusúrvökvanum. Eldið í 3 mínútur þar til það er orðið heitt í gegn.

71. Vegan BBQ teriyaki tofu

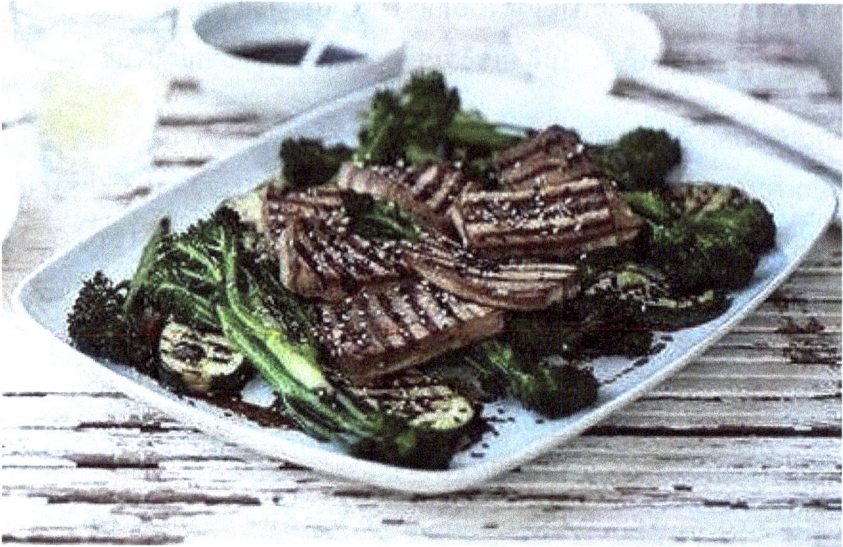

Hráefni:

- 4 matskeiðar saltlaus sojasósa.

- 2 matskeiðar mjúkur púðursykur.

- Klípið malað engifer.

- 2 matskeiðar mirin.

- 3 tsk sesamolía.

- 350 g kubbar afar þétt tófú (sjá ábending hér að neðan) skorið í þykkar sneiðar.

- 1/2 matskeið repjuolía.

- 2 kúrbítar, skornar lárétt í strimla.

- 200 g spergilkál.

- Hvítt og svört sesamfræ, til að bera fram.

Leiðbeiningar:

a) Blandið sojasósu, mjúkum púðursykri, engifer og mirin saman við 1 tsk sesamolíu og penslið yfir allt tófúbitana. Setjið þær í stórt, grunnt máltíð og setjið yfir alla marineringuna sem eftir er. Kældu í að minnsta kosti 1 klst.

b) Hitið grillið þar til kolin eru orðin hvít, eða hitið pönnu. Blandið restinni af sesamolíu saman við repjuolíuna og penslið kúrbítsneiðarnar og spergilkálið. Grillaðu (eða grillaðu) þau yfir kolunum í 7-10 mínútur eða þar til þau meiða og geymdu síðan og haltu þeim heitum.

c) Grillaðu tófúbitana á báðum hliðum yfir kolunum í 5 mínútur (eða notaðu pönnuna) þar til þeir verða brúnir og stökkir í brúnirnar. Berið tófúið fram á grænmetisbeði með marineringunni sem eftir er og stráið sesamfræjunum yfir.

72. Spíra með grænum baunum

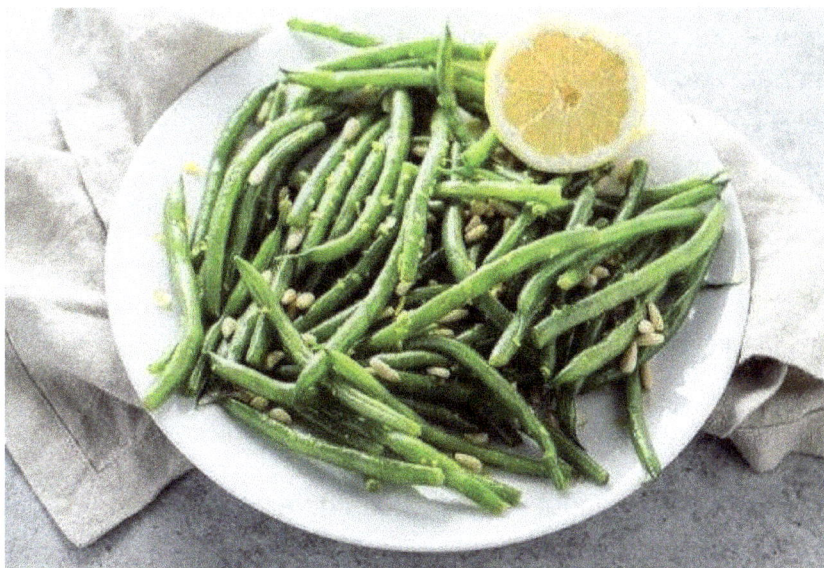

Hráefni:

- 600 g rósakál, skorið í fjórða og skorið.

- 600 g grænar baunir.

- 1 matskeið ólífuolía.

- Börkur og safi 1 sítróna.

- 4 matskeiðar ristaðar furuhnetur.

Leiðbeiningar:

a) Eldið í nokkrar sekúndur, bætið síðan grænmetinu út í og hrærið í 3-4 mínútur þar til spírarnir litast aðeins.

b) Bæta við kreista af sítrónusafa og salti og pipar eftir smekk.

73. Tófú með skorpu með radísu

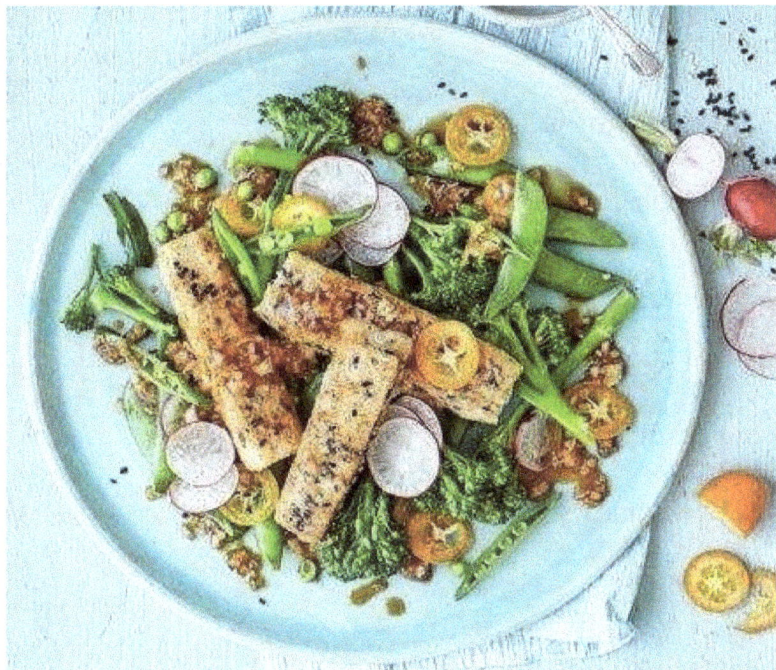

Hráefni:

- 200 g þétt tófú.

- 2 matskeiðar sesamfræ.

- 1 matskeið japanskur shichimi togarashi.

- Kryddblanda.

- 1/2 matskeið maísmjöl.

- 1 matskeið sesamolía.

- 1 matskeið grænmetisolía.

- 200 g spergilkál.

- 100 g sykurbaunir.

- 4 radísur, mjög fínt skornar.

- 2 vorlaukar, varlega skornir í sneiðar.

- 3 kúmquats, mjög fínt sneið.

- Fyrir dressinguna

- 2 matskeiðar lágsalt japanska sojasósa.

- 2 matskeiðar yuzu safi (eða 1 matskeið af hverjum lime og greipaldinsafa).

- 1 tsk gullinn flórsykur.

- 1 lítill skalottur, smátt skorinn.

- 1 tsk rifinn engifer.

Leiðbeiningar:

a) Skerið tófúið í tvennt, hyljið vel með eldhúspappír og setjið á disk. Setjið þunga pönnu ofan á til að kreista vatnið úr henni.

b) Blandið saman sesamfræjum, japanskri kryddblöndu og maísmjöli í skál. Sprautið yfir tófúið þar til það er vel lagað. Setja til hliðar.

c) Blandið hráefninu dressingunni saman í lítilli skál. Látið suðuna koma upp á pönnu með vatni fyrir grænmetið og hitið tvær olíur á stórri pönnu.

d) Þegar steikarpannan er orðin mjög heit skaltu setja tófúið með og steikja í um það bil 1 mínútu á hvorri hlið þar til það er fallega brúnt.

e) Þegar vatnið er að sjóða, undirbúið spergilkálið og sykurbaunirnar í 2-3 mínútur.

74. Linsulasagna

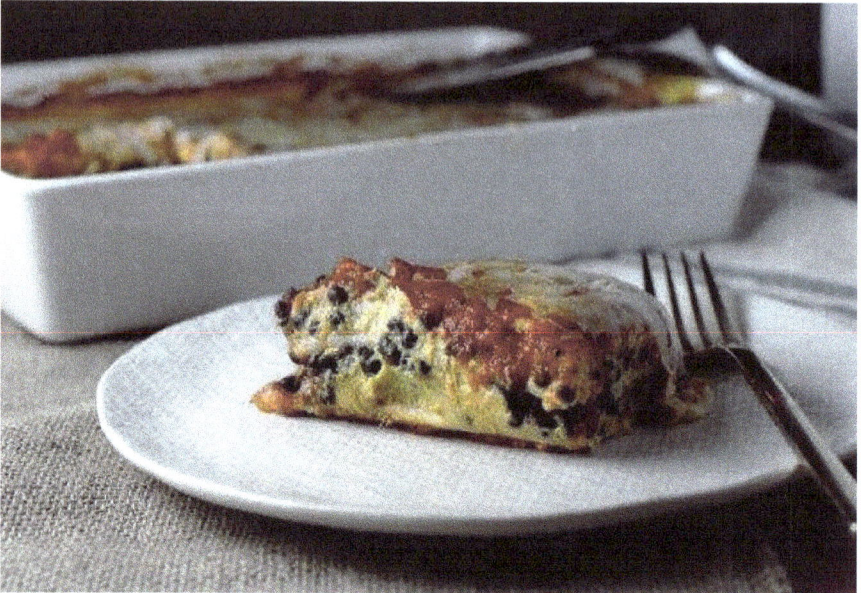

Hráefni:

- 1 matskeið ólífuolía.

- 1 laukur, saxaður.

- 1 gulrót, skorin í sneiðar.

- 1 selleristöng, saxað.

- 1 hvítlauksgeiri, pressaður.

- 2 x 400 g dósir linsubaunir, tæmdar, skolaðar.

- 1 matskeið maísmjöl.

- 400 g dós saxaðir tómatar.

- 1 tsk sveppasósa.

- 1 tsk sneið oregano (eða 1 tsk þurrkað).

- 1 tsk grænmetiskraftduft.

- 2 blómkálshausar, brotnir í báta.

- 2 matskeiðar ósykrað sojamjólk.

- Klípa af nýrifnum múskat.

- 9 þurrkuð eggjalaus lasagnablöð.

Leiðbeiningar:

a) Hitið olíuna á pönnu, bætið gulrótinni, selleríinu og lauknum út í og undirbúið varlega í 10-15 mínútur þar til það er mjúkt. Bætið hvítlauknum út í, eldið í nokkrar mínútur og hrærið síðan linsubaunum og maísmjölinu saman við.

b) Bætið tómötunum út í ásamt dós fullri af vatni, sveppum, oregano, soðdufti og smá kryddi. Látið malla í 15 mínútur, hrærið af og til.

c) Eldið blómkálið á pönnu með sjóðandi vatni í 10 mínútur eða þar til það er meyrt. Tæmdu rörin, maukaðu síðan með sojamjólkinni með handþeytara eða matarkvörn. Kryddið vel og látið múskatinn fylgja með.

d) Setjið annan 3. af linsubaunablöndunni inn í, dreifið síðan þriðjungi af blómkálsmaukinu ofan á og síðan lag af pasta. Toppið með síðasta þriðjungi linsubauna og lasagna og síðan maukið sem eftir er.

e) Hyljið lauslega með álpappír og bakið í 35-45 mínútur, fjarlægið álpappírinn fyrir síðustu 10 mínúturnar af eldun.

75. Linsukjötbollur

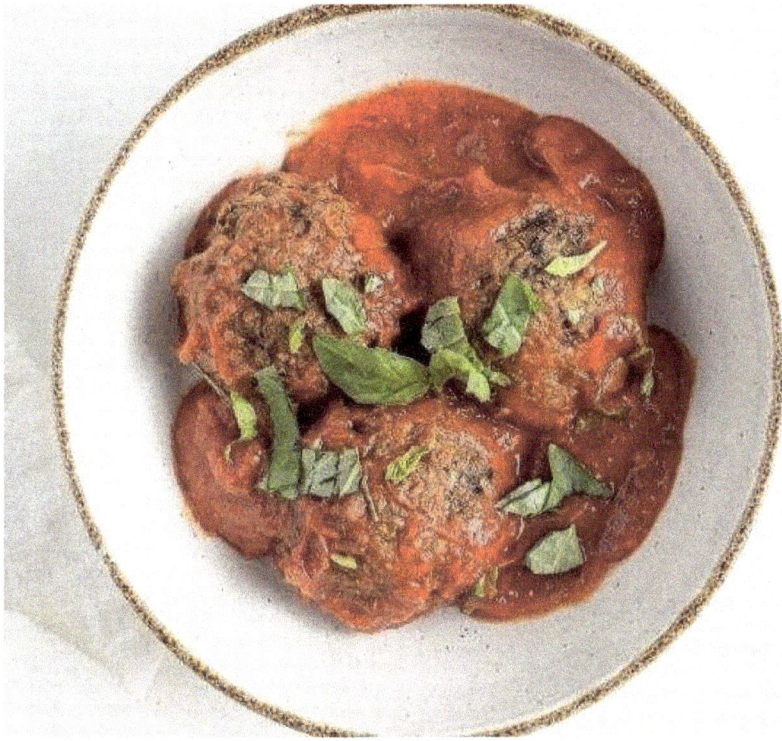

Fyrir kjötbollurnar:

- 3/4 bolli þurrkaðar brúnar og grænar eða franskar linsubaunir.

- 1 1/2 bollar natríumsnautt grænmetissoð - eða kjúklingasoð, auk auka eftir þörfum.

- 2 tsk ólífuolía.

- 1/2 bolli hægeldaður gulur laukur - um 1/2 meðalstór laukur.

- 1 bolli rifnar gulrætur.

- 2 hvítlauksgeirar - saxaðir (um 2 tsk).

- 1/2 bolli gamaldags valsaður hafrar - eða fljóteldaður hafrar, ekki nota strax eða stálskorinn.

- 1/4 bolli söxuð fersk ítalsk steinselja.

- 1 1/2 matskeið tómatmauk.

- 1 tsk þurrkað oregano.

- 1/2 tsk kosher salt.

- 1/4 tsk svartur pipar.

- 1 stórt egg.

a) Undirbúið heilhveiti pastanúðlur kúrbítsnúðlur, eða sætkartöflunúðlur.

b) Bætið skoluðu linsunum í meðalstóran pott ásamt grænmetissoðinu.

c) Steikið lauk, hvítlauk og gulrætur í olíu.

d) Púlsaðu höfrum og steinselju nokkrum sinnum til að byrja að brjóta upp hafrana. Bætið við tilbúnum linsum, laukblöndu, tómatmauki, oregano, salti og pipar og skellið síðan egginu út í. Púlsaðu nokkrum sinnum til viðbótar þar til blandan er samþætt en linsubaunirnar hafa enn smá áferð.

e) Rúllaðu linsubaunablöndunni í kúlur sem eru um það bil 1 1/2 tommur í þvermál, á stærð við golfkúlu. Eldið í 10 mínútur.

76. Heslihnetukjötsmedalíur úr svínakjöti

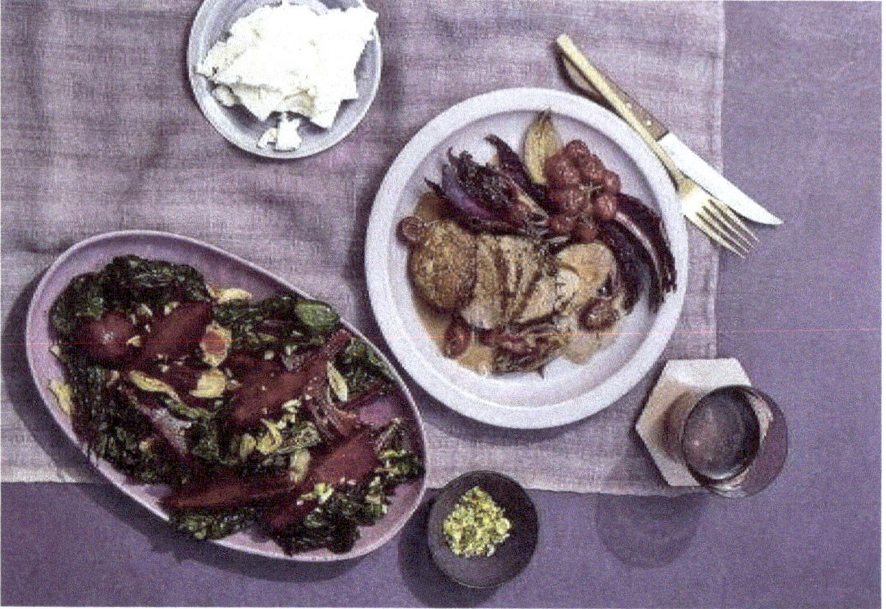

Hráefni

- 10 aura svínalund, sneið í ½ tommu þykkar umferðir

- 1 tsk dijon sinnep

- ½ bolli smátt saxaðar heslihnetur

- 2 matskeiðar söxuð fersk basilíka

- Salt og nýmalaður svartur pipar eftir smekk

- 2 matskeiðar ólífuolía

- 1 bolli natríumsnautt kjúklingasoð

- ¼ bolli hálf og hálfur rjómi

- 1 bolli niðurskornar rófur, tæmdar

a) Þrýstu hverri svínakjötshring á milli blaða af vaxpappír þar til ¼ tommu þykkt er með hamri eða kjötpund. Blandið sinnepi, heslihnetum, basilíku og salti og pipar saman í skál.

b) Dýptu svínakjötsmedalíunum í sinnepsblönduna og settu til hliðar. Hitið þurra pönnu í 2 mínútur, bætið síðan olíunni út í og hitið við meðalháan hita í 1 mínútu. Bætið dýpkuðu svínakjötsmedalíunum út í og steikið í 30 sekúndur til 1 mínútu á hlið, þar til hneturnar eru léttbrúnar (svínakjötið klárar að eldast í sósunni).

c) Takið medalíurnar af pönnunni og haldið heitum. Bætið soðinu á pönnuna og gljáið, skafið upp alla brúnu bitana sem festast við botninn. Hrærið rjómanum út í og látið malla í 3 mínútur í viðbót. Setjið medalíurnar aftur í sósuna og eldið í 2 mínútur í viðbót.

d) Raðið rófusneiðunum á tvo diska. Setjið hverja medaillon yfir rófusneið og berið fram í einu.

77. Svínakótilettur með yndi

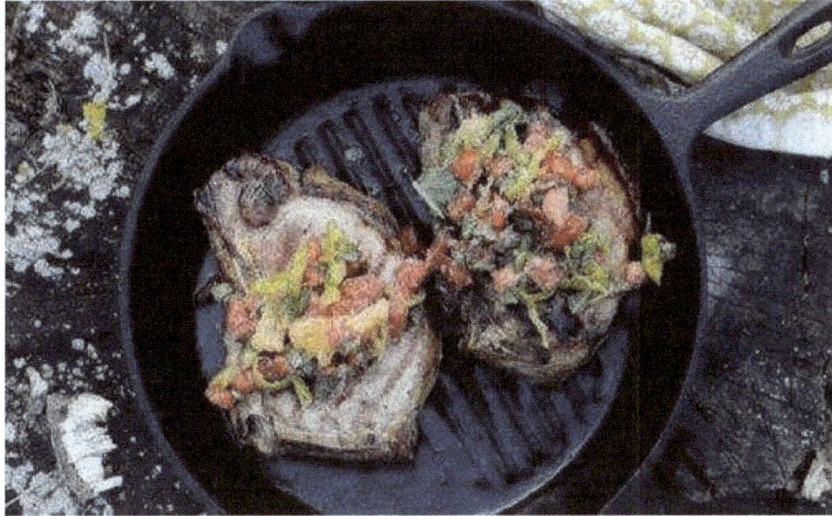

LÍKA

- $\frac{1}{4}$ bolli saxaðir plómutómatar

- $\frac{1}{4}$ bolli saxaður rauðlaukur

- 2 matskeiðar rauðvínsedik

- 2 matskeiðar extra virgin ólífuolía

- 1 hvítlauksgeiri, saxaður

- 2 matskeiðar söxuð fersk basilíka

- 1 tsk þurrkað oregano

- $\frac{1}{2}$ tsk salt

- Nýmalaður svartur pipar eftir smekk

MARINADE

- 2 matskeiðar rauðvínsedik

- 2 matskeiðar ólífuolía

- 1 hvítlauksgeiri, saxaður

- Tvær 10 aura þykkskornar svínakótilettur

- Salt og nýmalaður svartur pipar eftir smekk

- 2 matskeiðar jurtaolía saxuð fersk flatblaða steinselja

- Ferskar parmesanostur krullur til skrauts

a) Hrærið relish hráefninu saman í lítilli skál. Leggðu það til hliðar.

b) Þeytið marinadeblönduna í grunnu eldfast mót. Setjið svínakótilettur í marineringuna, snúið við til að hjúpa báðar hliðar og setjið til hliðar í 10 mínútur. Fjarlægðu nú kóteletturnar úr marineringunni og tæmdu afganginn af. Saltið og piprið kóteletturnar ríkulega.

c) Forhitið þurra steypujárnspönnu í 3 mínútur við háan hita. Bætið jurtaolíunni út í og hitið í 1 mínútu í viðbót. Setjið kótelletturnar í heitu olíuna og eldið að meðal-sjaldgæfum, 3 til 4 mínútur á hlið, eða að tilætluðum stigi.

d) Setjið kóteletturnar á disk, toppið með relish, saxaðri steinselju og parmesanosti krullur. Berið fram í einu.

78. Svínakjöt með spaghetti squash

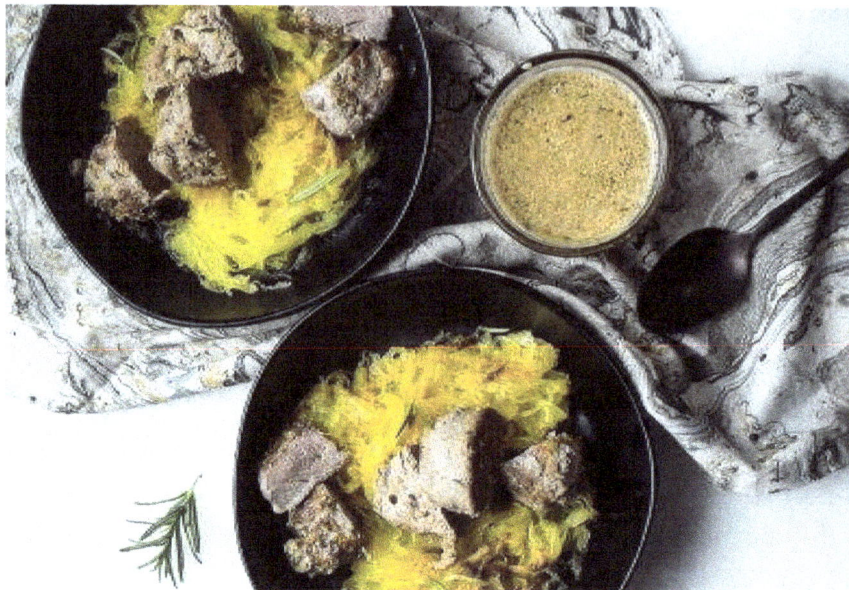

Hráefni

- 1 tsk ólífuolía

- 12 aura svínalund, skorin í 1 tommu þykka medaillon

- $\frac{1}{2}$ tsk kosher salt

- $\frac{1}{4}$ tsk nýmalaður svartur pipar

- 1 matskeið saxaður skalottlaukur

- 1 bolli þurrt rauðvín

- $\frac{1}{4}$ teskeið maíssterkju

- Rifinn börkur úr $\frac{1}{2}$ sítrónu auk 2 tsk ferskur sítrónusafi

- 1 matskeið af öllum ávöxtum (ekki bætt við sykri) rauðberjahlaup

- 1 tsk Dijon sinnep

- 2 bollar ristað Spaghetti Squash

a) Hitið stóra pönnu yfir miðlungsháan hita og filmu hana síðan með olíunni. Þurrkaðu svínakjötsbitana á meðan á pappírsþurrku og kryddaðu með salti og pipar. Steikið þar til það er stökkt og brúnt að utan, og ekki lengur bleikt í miðjunni, 3 til 4 mínútur á hlið. Færið yfir á heita matardiska og geymið.

b) Bætið skalottlaukunum á pönnuna og eldið í um 30 sekúndur. Bætið víninu út í, látið suðuna koma upp og minnkið niður í um $\frac{1}{4}$ bolla, 5 mínútur eða svo. Leysið maíssterkjuna upp í sítrónusafanum og þeytið henni út í sósuna. Eldið, hrærið, þar til sósan er orðin þykk og satínrík. Takið af hellunni og hrærið hlaupinu og sinnepi saman við. Smakkið til og stillið krydd með salti og pipar.

c) Til að bera fram skaltu búa til hreiður úr ristuðu spaghettí-squash á hverjum disk og toppa með svínakjötsmedalíurum og sósu.

79. Kryddaður quinoa falafel

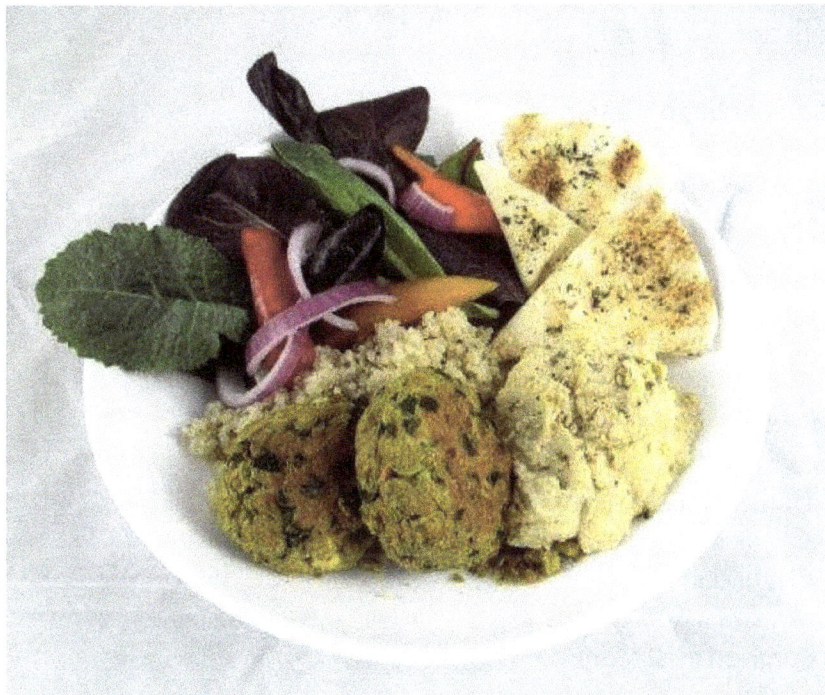

Hráefni:

- 1 bolli soðið kínóa.

- 1 dós garbanzo baunir.

- Helmingur af litlum rauðlauk.

- 1 matskeið Tahini.

- 2 tsk kúmenduft.

- 1 tsk kóríanderduft.

- 1/4 bolli saxuð steinselja.

- 3 hvítlauksrif.

- Safi úr hálfri sítrónu.

- 1 matskeið kókosolía.

- 1 matskeið tamari (GF sojasósa).

- 1/2 - 1 tsk chili flögur.

- Undirbúningur sjávarsalts.

Leiðbeiningar:

a) Kasta garbanzo baunum, rauðlauk, hvítlauk, tahini, chili flögum, kúmeni, kóríander, sítrónusafa og salti í matarkvörn og púlsa og slökkva í 15 sekúndur þannig að það brýtur niður baunirnar, hins vegar gerir það ekki ekki mauka þá.

b) Rúllaðu blöndunni með höndunum í litlar kúlur (um 2 matskeiðar af deigi fyrir hverja) og settu á bökunarplötu.

c) Settu þær í kæliskáp í 1 klst.

d) Stráið smá hveiti yfir á báðar hliðar.

e) Hitið kókosolíu á stórri pönnu á miðlungshita.

f) Bætið falafelkúlunum út í og steikið 3-5 mínútur á hvorri hlið.

80. Butternut squash galette

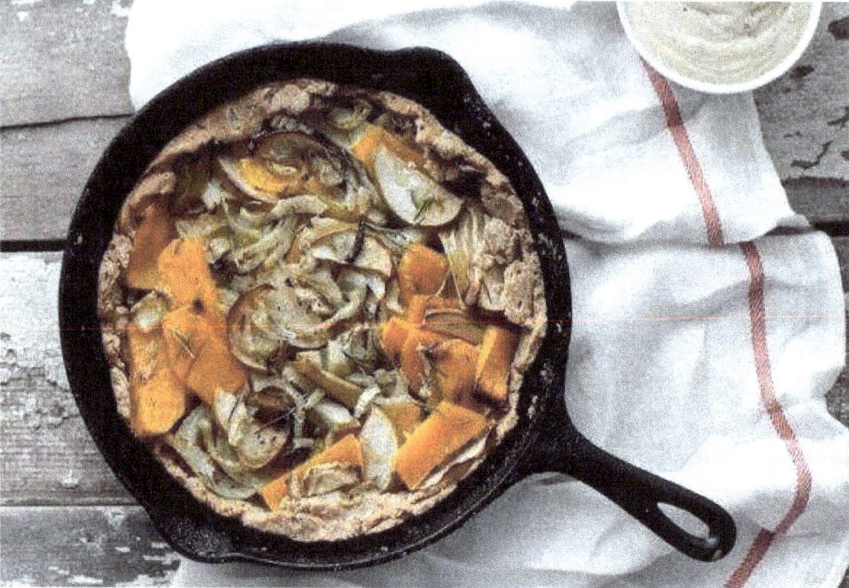

Hráefni:

- 1 1/2 bollar speltmjöl.

- 6-8 salvíublöð.

- 1/4 bolli kalt vatn.

- 6 matskeiðar kókosolía.

- Sjó salt.

- Fyrir fyllinguna:

- 1 matskeið ólífuolía.

- 1/4 rauðlaukur, þunnt skorinn.

- 1 matskeið salvíublöð.

- 1/2 rautt epli, mjög fínt skorið.

- 1/4 gúrka, hýðið fjarlægt og mjög fínt skorið.

- 1 msk kókosolía, skipt niður og pantað fyrir álegg.

- 2 matskeiðar salvía, frátekin fyrir álegg.

- Sjó salt.

Leiðbeiningar:

a) Forhitaðu ofninn þinn í 350 ° F.

b) Búðu til skorpuna með því að bæta hveiti, sjávarsalti og salvíulaufum í matarmylluna. Setjið kókosolíuna og vatnið smám saman inn í og púlsið reglulega þar sem þetta blandast varlega í hveitið. Púlsaðu aðeins nógu mikið upp þar til íhlutirnir sameinast, 30 sekúndur eða svo.

c) Í millitíðinni skaltu búa til fyllinguna. Hitið ólífuolíuna á lítilli pönnu við meðalháan hita. Setjið laukinn, klípa af salti, einni teskeið af salvíulaufum út í og steikið í um það bil 5 mínútur. Settu þetta til hliðar þegar þú rúllar deiginu út í hring, um það bil 1/4 tommu þykkt.

d) Blandið squash og eplum saman í smá skál með ögn af ólífuolíu og sjávarsalti. Bætið butternut squash og eplasneiðum ofan á laukana (einfaldlega eins og þú sérð það á myndinni).

e) Brjótið brúnirnar á skorpunni varlega ofan á ytri hliðarnar á leiðsögninni.

f) Setjið litla bita af kókosolíu ofan á galettu ásamt salvíublöðunum og bakið í ofni í 20-25 mínútur, eða þar til skorpan er flögnuð og graskerið er eldað í gegn.

81. Kínóa með karrýmauki

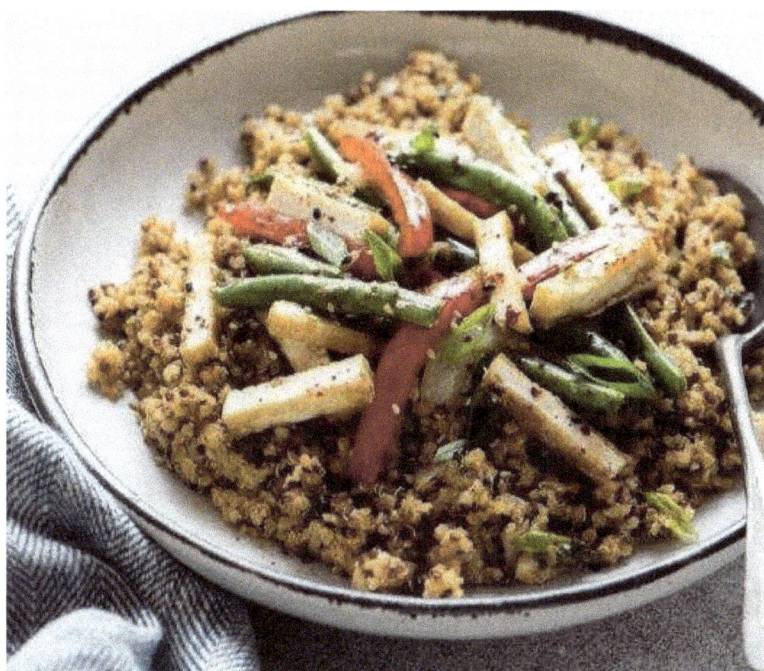

Hráefni

- 2 matskeiðar af stilknum af ferskum kóríander.

- 2 litlar handfylli af ferskum kóríanderlaufum.

- 6 hvítlauksrif.

- 1 matskeið kóríanderduft.

- 1/2 matskeið duftformi kúmen.

- 1 tommu af engifer (án húðar).

- Safi úr 1 lime.

- 1 sítrónugrasstöngull

- 1/2 bolli skalottlaukur eða hvítlaukur.

- 1 tsk chili flögur.

- Sjó salt.

- grænt karrí

Leiðbeiningar:

a) Byrjaðu á því að búa til karrýmaukið með því að blanda bara öllu í matarmylluna þar til það er vel blandað og malað niður í mauk.

b) Nú fyrir karrýið - hitið kókosolíu og lauk við miðlungs/háan hita í 5 mínútur. Setjið allt grænmetið, kókossykur, karrýmauk og 1/4 bolli af vatni inn í og látið malla með lokið á í um það bil 10 mínútur.

c) Bætið við meira vatni smám saman svo grænmetið brenni ekki. Um leið og grænmetið hefur soðið niður skaltu setja kókosmjólkina og 1 bolla af vatni inn í og elda í 10 mínútur í viðbót þar til grænmetið er alveg soðið. Hrærið ferskum lime safa, viðbótar kóríander laufum og, leiðandi yfir brún hrísgrjón eða quinoa!

82. Bakað rjúkandi gulrótarbeikon

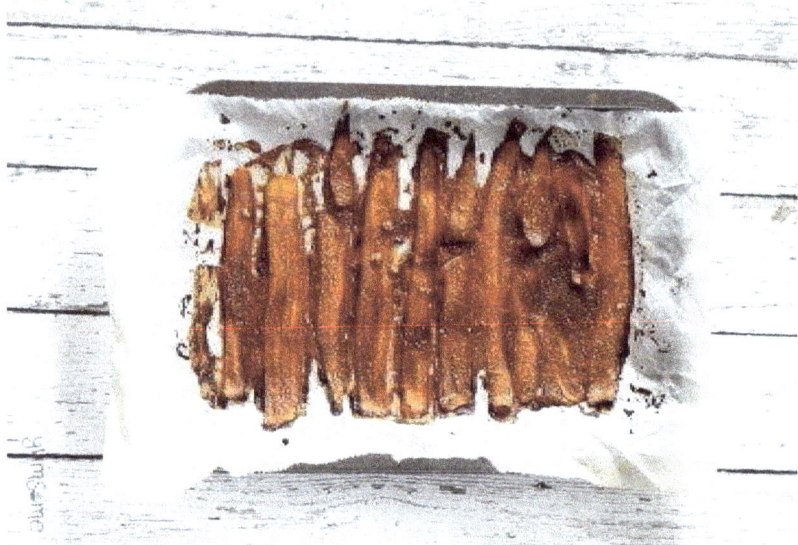

Hráefni:

- 3 stórar gulrætur.

- 2 matskeiðar repjuolía.

- 1 tsk hvítlauksduft.

- 1 tsk reykt paprika.

- 1 tsk salt.

Leiðbeiningar:

a) Þvoið gulrót (þarf ekki að afhýða) og bitið, langsum, með mandólíni. Leggið gulrótarlengjurnar á bökunarplötu klædda bökunarpappír. Forhitið ofninn í 320°F. Hrærið íhlutunum saman í lítilli skál og penslið síðan gulrótarræmur á báðum hliðum.

b) Setjið inn í ofn í 15 mínútur, eða þegar gulrótarstrimlarnir eru bylgjaðir.

83. Lax yfir spaghetti squash

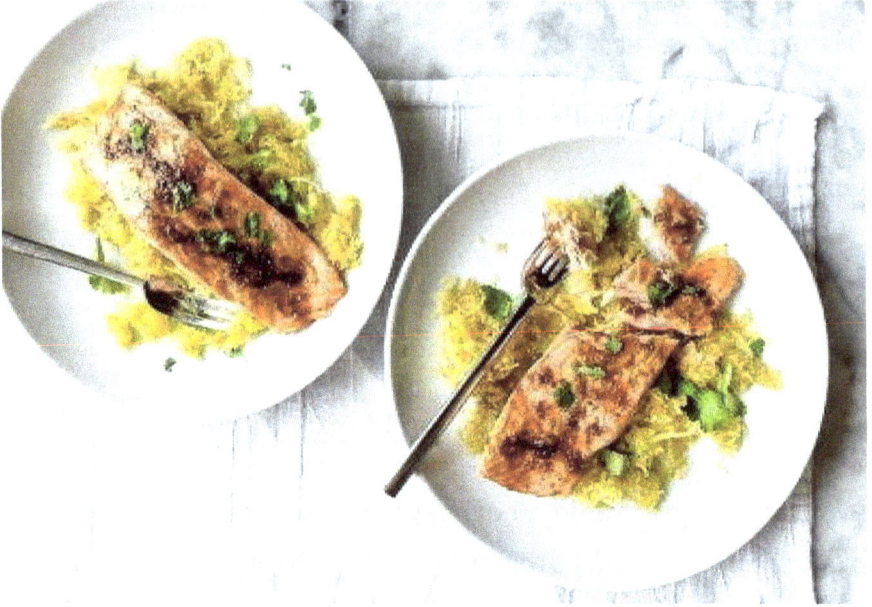

Hráefni

- $\frac{1}{2}$ tsk fimm krydduft

- 1 tsk rifinn appelsínubörkur

- $\frac{1}{2}$ tsk sykur

- $\frac{1}{4}$ teskeið kosher salt

- $\frac{1}{2}$ tsk nýmalaður svartur pipar

- Tvö 6 aura laxaflök

- 2 tsk Dijon sinnep

- 1 matskeið hnetuolía

- 2 bollar ristað Spaghetti Squash

- 2 matskeiðar hakkað ferskt kóríander

a) Hrærið saman fimm krydduftinu með appelsínuberki, sykri, salti og pipar í lítilli skál. Nuddið í báðar hliðar flökanna á vaxpappír. Penslið sinnepið á flökin.

b) Hitið stóra pönnu yfir miðlungsháan hita, filmið síðan botninn með olíunni. Pönnsteikið flökin, snúið aðeins einu sinni, þar til þau eru stökk og brún að utan, alls 5 til 8 mínútur.

c) Á meðan skaltu skipta squashinu á milli tveggja heitra matardiska. Toppið með fiskflökum og skreytið með kóríander.

84. Steiktur lax á blaðlauk

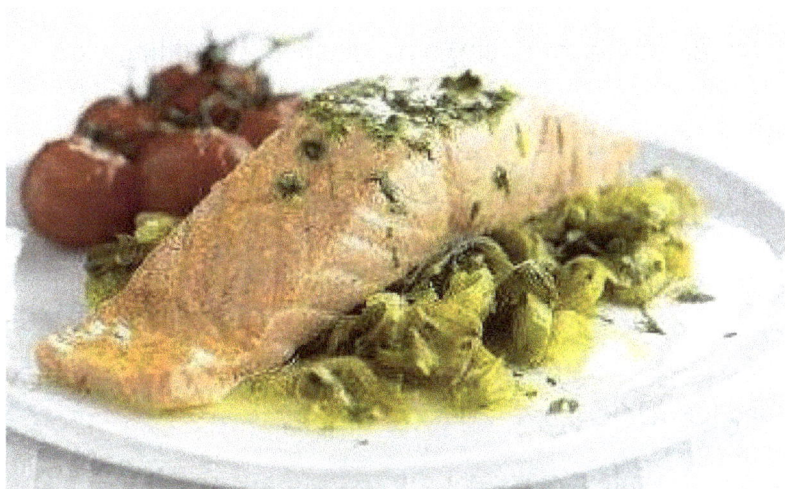

Hráefni

- 4 bollar (tvær 15½ aura dósir) natríumsnautt kjúklingasoð

- 1 bolli vatn

- 3 matskeiðar herbes de Provence

- 1 meðalstór blaðlaukur, skorinn í fjórða og hreinsaður (sjá athugasemd)

- Tvö 6 aura laxaflök

- 2 matskeiðar ósaltað smjör ¼ bolli þungur rjómi

a) Blandið saman kjúklingasoðinu, vatni og herbes de Provence í stórri pönnu með þéttu loki. Látið suðuna koma upp við háan hita, setjið lok á og lækkið síðan hitann í miðlungs lágan. Bætið blaðlauknum út í og eldið í 7 til 10 mínútur.

b) Leggið laxaflökin ofan á blaðlaukinn með roðhliðinni niður, hyljið og eldið í 4 til 5 mínútur, eða þar til laxinn er ógagnsær. Notaðu skeið eða töng til að fjarlægja laxinn og blaðlaukinn á heitan disk og hylja. Bætið smjöri og rjóma á pönnuna og eldið í 5 mínútur og dregur úr sósunni.

c) Skiptið sósunni á milli tveggja súpudiska. Toppið með blaðlauk, síðan lax. Berið fram strax.

85. Grillaður sverðfiskur með salsa

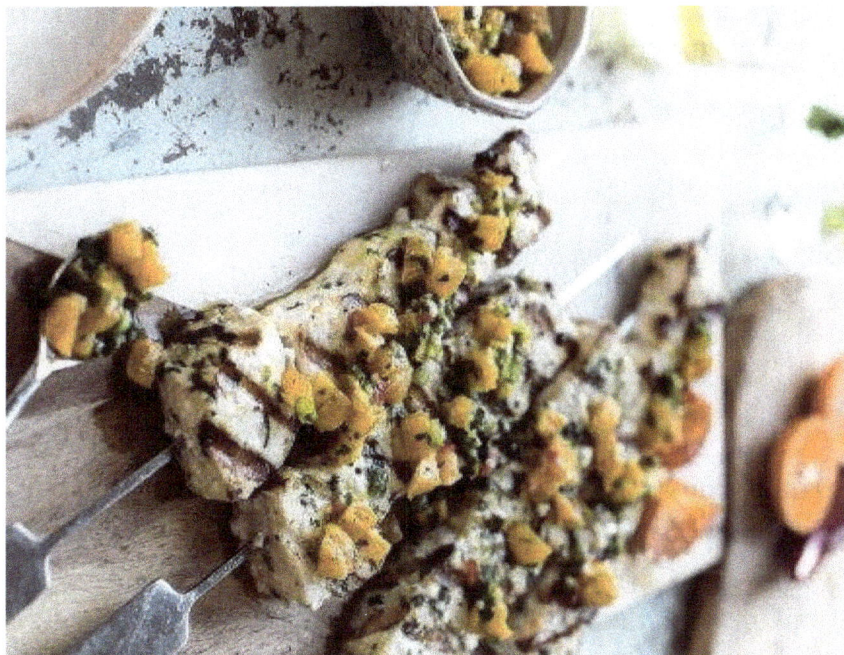

Hráefni

- Tvær 6 aura beinlausar, roðlausar sverðfiskasteikur, $\frac{3}{4}$ tommu þykkar

- 1 matskeið ólífuolía

- 2 bollar rifið iceberg salat

- 1 bolli sneiðar radísur

- 1 Hass avókadó

- 2 matskeiðar hágæða salsa dælt upp með smá ferskri kóríander

- Rifinn börkur og safi úr 1 lime

a) Forhitið gas-, kol- eða rafmagnsgrillið. Penslið fiskinn með ólífuolíu á báðum hliðum. Grillið fiskinn, snúið einu sinni eftir að hann hefur brúnast á botninum (um það bil 2 mínútur), endið síðan á annarri hliðinni, eldið þar til fiskurinn er hálfgagnsær í miðjunni (2 til 3 mínútur í viðbót).

b) Á meðan skaltu búa til beð úr salati, radísum og avókadó á tveimur heitum matardiskum. Færið soðna fiskinn yfir á matardiskana og toppið hverja steik með stórri klotu af salsa. Kreistið limesafa yfir allt saman og stráið berki yfir.

86. Túnfisksteikur með majó

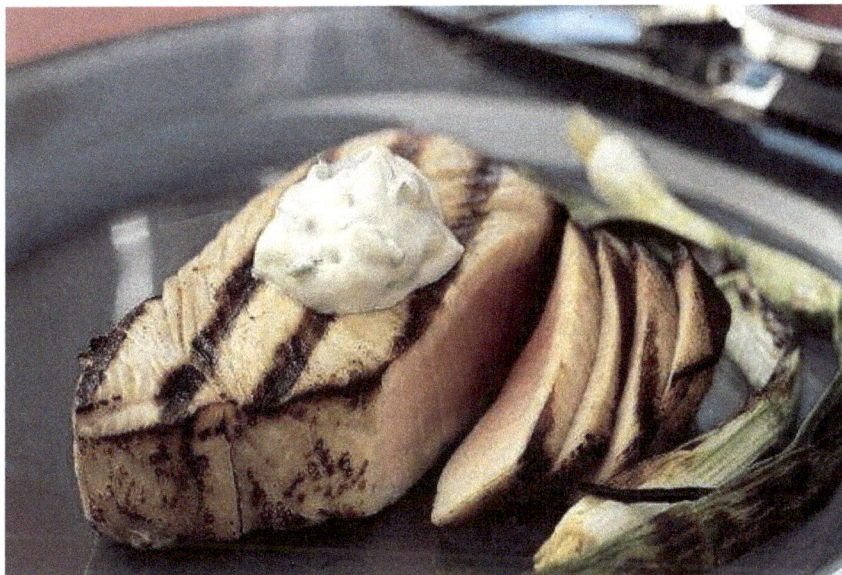

Hráefni

- 2 tsk majónesi

- 2 matskeiðar hakkað ferskt eða 2 teskeiðar þurrkað estragon ásamt estragon greinum til skrauts

- Tvær 6 aura túnfisksteikur, 1 tommu þykkar

- Salt og pipar eftir smekk

- 1 tsk ólífuolía

- Squashed Winter Squash

a) Hrærið majó og estragon saman í lítilli skál. Lokið og setjið til hliðar. Hitið þunga pönnu eða grillpönnu yfir meðalháum hita. Þurrkaðu túnfiskinn með pappírsþurrku, kryddaðu síðan eftir smekk með salti og pipar.

b) Þeytið ólífuolíu yfir yfirborð fisksins. Grillið á pönnu um 3 mínútur á hlið fyrir miðlungs. Færið yfir á heita matardiska. Toppið hverja steik með klút af estragonmajónesi og skreytið með estragongreinum. Settu haug af leiðsögn við hlið túnfisksins.

87. Kraftaður vetrarskvass

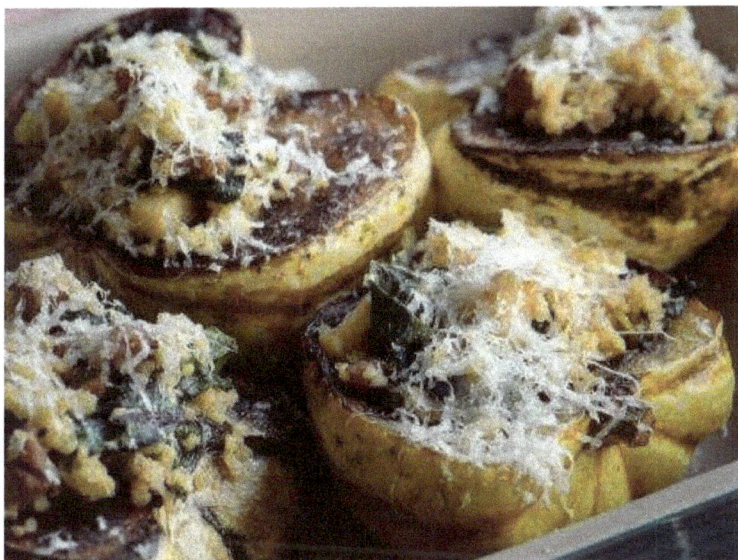

Hráefni

- Eitt ½ pund vetrarskvass (butternut, hubbard)

- 2 matskeiðar ósaltað smjör

- Salt og nýmalaður svartur pipar eftir smekk

a) Stungið í yfirborðið á leiðsögninni á nokkrum stöðum með gaffli. Settu það í örbylgjuofninn og eldaðu á háu þar til það er mjúkt í gegn, um það bil 8 mínútur.

88. Skewered hörpuskel prosciutto

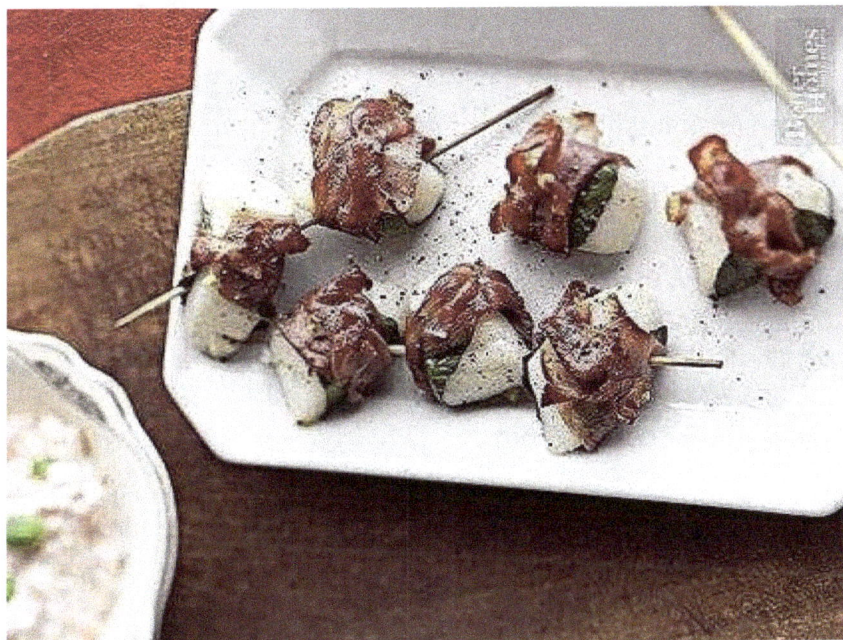

Hráefni

- 2 aura þunnt sneiðar prosciutto

- 12 stór fersk basilíkublöð

- 12 aura stórar hörpudiskur

RJÓMAÐ SPÁNAT

- 1 matskeið ólífuolía

- 12 aura ferskt barnaspínat

- 2 matskeiðar rjómi

- Salt eftir smekk

- $\frac{1}{2}$ tsk nýmalaður svartur pipar

- Klípa af nýrifnum múskat

a) Leggið 12 litla tréspjót í vatn í að minnsta kosti 20 mínútur. Setjið prosciutto sneið á vinnuborð og leggið síðan basilíkublað í annan endann. Toppið með hörpuskel. Vefjið prosciutto utan um hörpuskel og basilíku, stingið inn í hliðarnar. Endurtaktu ferlið til að búa til 12 pakka. Þræðið á bleytu teinin, hyljið og setjið til hliðar. Hitið grill eða stóra pönnu.

b) Grillið pakkana yfir meðalstórum kolaeldi eða á pönnu, filmuð með smá af ólífuolíu, þar til prosciutto byrjar að malla.

Snúðu einu sinni og haltu áfram að elda, ekki meira en 5 mínútur samtals.

c) Á meðan skaltu steikja spínat á stórri pönnu með smá af olíunni, bara þar til það er visnað. Bætið rjómanum út í, kryddið eftir smekk með salti, pipar og smá múskat. Til að bera fram skaltu búa til rúm úr rjómalöguðu spínati á hvorum tveggja heitum matardiskum. Renndu hörpudiskpakkanum af teinum og raðaðu þeim á spínatið.

89. Seitan og svört baun

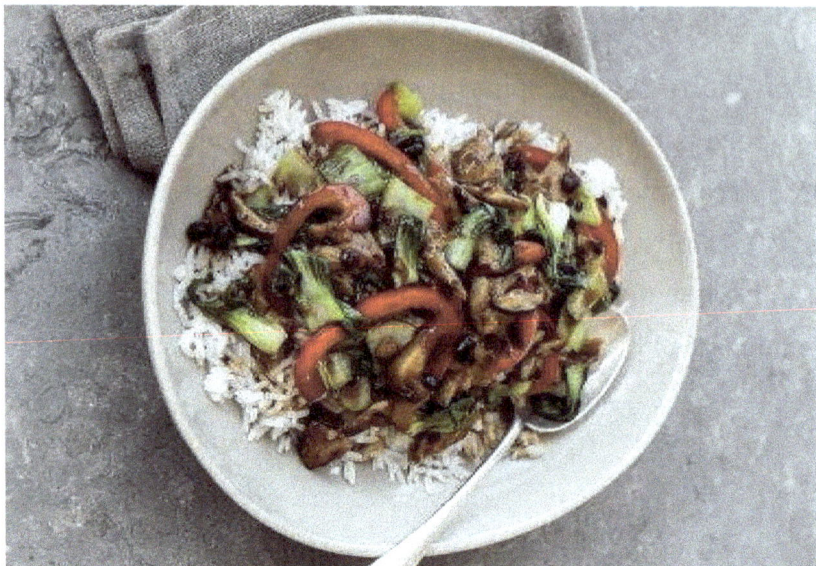

Fyrir sósuna:

- 400 g dós svartar baunir, tæmd rör, og þvegið.

- 75 g dökk mjúkur púðursykur.

- 3 hvítlauksrif.

- 2 matskeiðar sojasósa.

- 1 tsk kínverskt fimm kryddduft.

- 2 matskeiðar hrísgrjónaedik.

- 1 matskeið slétt hnetusmjör.

- 1 rauður chili, smátt saxaður.

Fyrir hrærið:

- 350 g krukku marinade seitan stykki.

- 1 matskeið maísmjöl.

- 2-3 matskeiðar jurtaolía.

- 1 rauð paprika, skorin í sneiðar.

- 300 g pak choi, skorið í sneiðar.

- 2 vorlaukar, skornir í sneiðar.

- Tilbúnar hrísgrjónanúðlur eða hrísgrjón, til að bera fram.

Leiðbeiningar:

a) Byrjaðu á því að búa til sósuna, settu helminginn af baununum í skál matkvörnarinnar með afganginum af virku innihaldsefnunum og bættu við 50 ml af vatni. Kryddið, blandið síðan þar til slétt. Setjið á pönnu og hitið varlega í um það bil 5 mínútur eða þar til það er gljáandi og þykkt.

b) Tæmdu seitan úr rörum og þurrkaðu það með eldunarpappír. Kasta seitan bitunum í skál með maísmjölinu og geymt. Hitaðu wokið þitt upp í hátt hitastig, láttu smá olíu fylgja með og síðan seitanið - þú gætir þurft að gera þetta í lotum. Hrærið í um það bil 5 mínútur þar til þær eru gullinbrúnar á köntunum. Fjarlægðu seitanið úr wokinu með skál og settu til hliðar á disk.

c) Ef wokið er þurrt á þessu stigi skaltu bæta við 1 tsk grænmetisolíu. Undirbúið í 3-4 mínútur, setjið síðan seitanið aftur á pönnuna, hrærið sósunni saman við og látið suðuna koma upp í 1 mín.

90. Karrí tófú hlífar

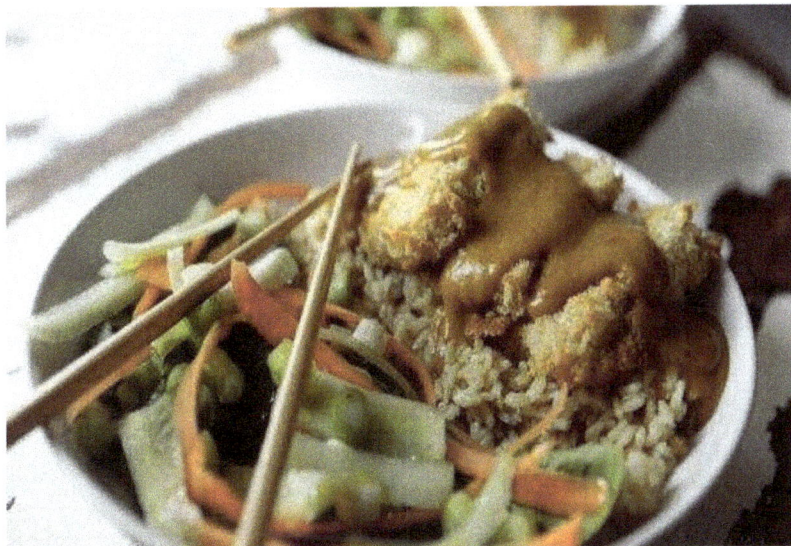

Hráefni:

- 1/2 rauðkál, rifið niður.

- 4 hlaðnar matskeiðar mjólkurfrí jógúrt

- 3 matskeiðar myntu sósa.

- 3 x 200 g pakkar tófú, hver skorinn í 15 teninga.

- 2 matskeiðar tandoori karrýmauk.

- 2 matskeiðar olía.

- 2 laukar, sneiddir.

- 2 stór hvítlauksrif, skorin í sneiðar.

- 8 chapattis.

- 2 límónur, skornar í fernt.

Leiðbeiningar:

a) Blandið saman hvítkáli, jógúrt og myntu sósu, kryddið og geymið. Kasta tófúinu með tandoori-maukinu og 1 matskeið af olíunni. Hitið pönnu og eldið tófúið í skömmtum í nokkrar mínútur á hvorri hlið þar til það er gullið. Fjarlægðu af pönnunni með skál og.

b) Bætið olíunni sem eftir er á pönnuna, hrærið lauknum og hvítlauknum saman við og eldið í 8-10 mínútur þar til það er mjúkt. Setjið tófúið aftur á pönnuna og kryddið vel.

c) Hitaðu chapattis eftir leiðbeiningum um pakkann, leiddu síðan hvern og einn með káli, fylgt eftir með karrítófúi og mikilli kreistu af lime.

91. Thai salat með tempeh

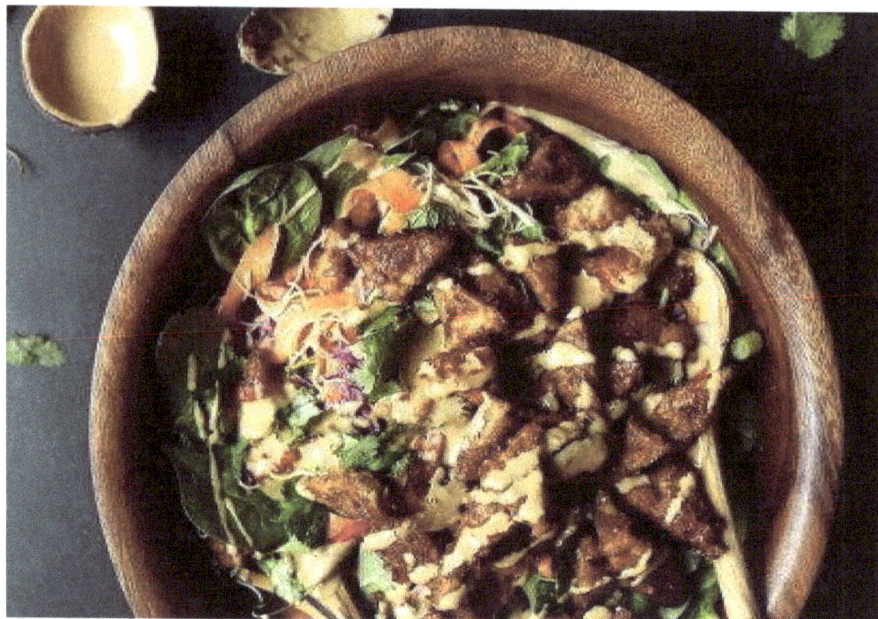

Salat:

- 6 aura vermicelli núðlur

- 2 meðalstórar heilar gulrætur, „bandaðar" með grænmetisskrælara eða spíralizer.

- 2 stilkar grænn laukur

- 1/4 bolli sneið kóríander.

- 2-3 matskeiðar mynta í sneiðar.

- 1 bolli lauslega pakkað spínat

- 1 bolli mjög fínt skorið rauðkál.

- 1 meðalstór rauð paprika.

- 1 lota marineruð hnetu tempeh.

Klæðaburður:

- 1/3 bolli saltað flauelsmjúkt hnetusmjör, möndlusmjör eða sólarsmjör.

- 3 matskeiðar glútenlaus tamari.

- 3 matskeiðar hlynsíróp.

- 1 tsk chili hvítlaukssósa

- 1 meðalstór lime, safi (afrakstur - 3 matskeiðar eða 45 ml).

- 1/4 bolli vatn (að þynna).

Leiðbeiningar:

a) Eldið hrísgrjónanúðlur í samræmi við pakkaleiðbeiningar, skolið, skolið af og látið kólna.

b) Bætið soðnum og kældum núðlum, gulrótum, grænum laukum, kóríander, myntu, spínati, hvítkáli og rauðri papriku í stóra skál og hrærið lauslega til að sambættast. Áskilið.

c) Búðu til dressingu.

d) Setjið 1/2 af tempeh (valfrjálst) og 1/2 af sósunni í salatið og blandið. Leiðandi með afganginum af tempeh og sósu. Berið fram strax.

92. PUFFED quinoa bar

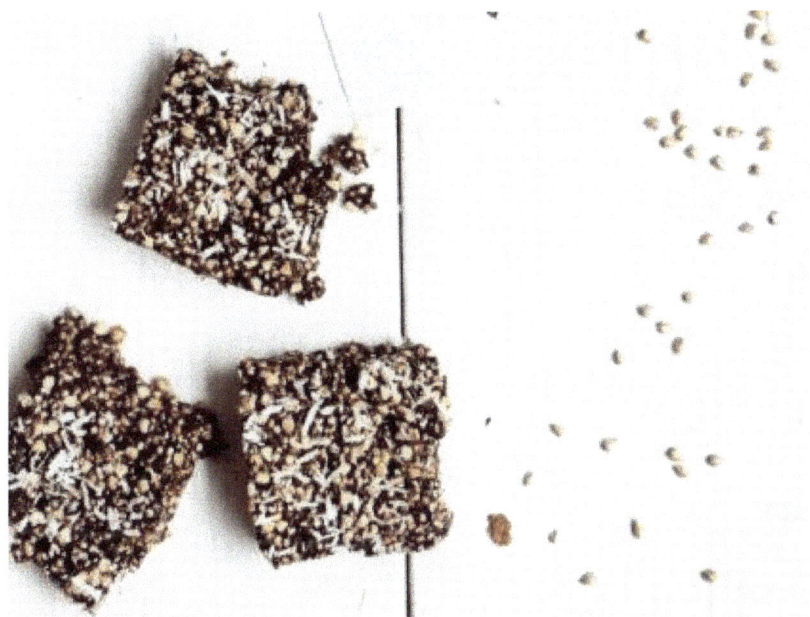

Hráefni:

- 3 matskeiðar kókosolía.

- 1/2 bolli hrátt kakóduft.

- 1/3 bolli hlynsíróp.

- 1 matskeið tahini

- 1 tsk kanill.

- 1 tsk vanilluduft.

- Sjó salt.

Leiðbeiningar:

a) Bræðið kókosolíu, hrátt kakó, tahini, kanil, hlynsjó, síróp og vanillusalt á lítilli pönnu saman þar til það endar með þykkari súkkulaðiblöndu.

b) Setjið súkkulaðisósuna yfir poppað kínóa og blandið vel saman. Skelltu stóra matskeið af súkkulaði crispies í litla bökunarbolla.

c) Skelltu þeim í frysti í að minnsta kosti 20 mínútur til að harðna. Geymið í frysti og njótið!

93. K úkkulaðibitakökur

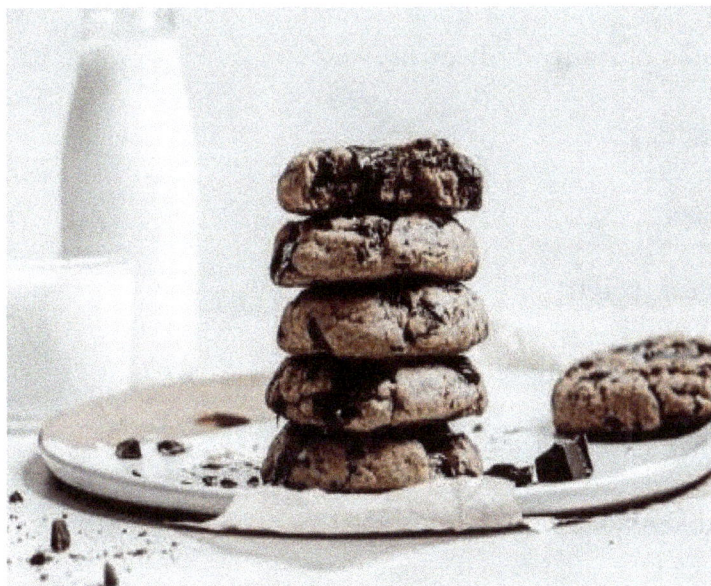

Hráefni:

- 2 bollar alhliða glútenfrítt hveiti.

- 1 tsk matarsódi.

- 1 tsk sjávarsalt.

- 1/4 bolli vegan jógúrt.

- 7 matskeiðar vegan smjör.

- 3 matskeiðar cashew smjör

- 1 1/4 bolli kókossykur.

- 2 chia egg.

- Dökk súkkulaðistykki, innbrotsskammtar.

Leiðbeiningar:

a) Forhitið ofninn í 375°F

b) Blandið glútenfríu hveiti, salti og matarsóda saman í meðalstóra blöndunarskál. Setjið til hliðar á meðan þið bræðið smjörið.

c) Setjið smjörið, jógúrtið, cashew smjörið, kókossykurinn í skál og notið hrærivélarstand eða handþeytara, blandið í nokkrar mínútur þar til allt er blandað saman.

d) Setjið chia eggin með og blandið vel saman.

e) Setjið hveitið í chia eggblönduna og blandið saman við lágt þar til það er sampætt.

f) Brjótið súkkulaðibitana saman við.

g) Setjið deigið í kæliskáp til að stífna í 30 mínútur.

h) Takið deigið úr kæliskápnum og látið það ná stofuhita, um það bil 10 mínútur, og klæðið kökupappír með bökunarpappír.

i) Notaðu hendurnar til að ausa 1 1/2 matskeið af smákökudeigi á smjörpappírinn. Skildu eftir smá pláss á milli hverrar köku.

j) Bakið kökur í 9-11 mínútur. Skemmtu þér!

94. S helled edamame dýfa

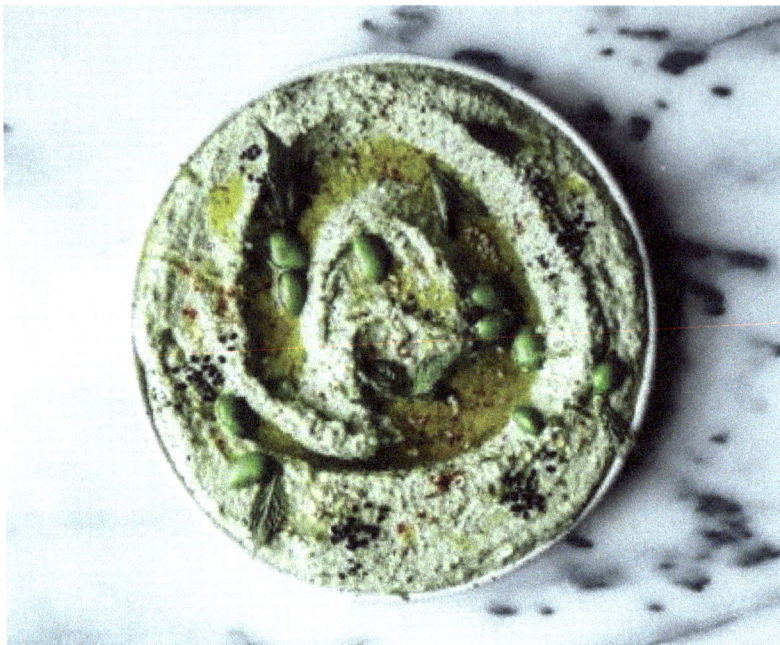

Hráefni:

- 1/2 bolli niðurskorinn rauðlaukur.

- Safi úr 1 lime.

- Sjó salt.

- Handfylli af kóríander.

- Tómatar í hægeldunum (valfrjálst).

- Chili flögur.

Leiðbeiningar:

a) Púlsaðu bara laukinn í blandara í nokkrar sekúndur. Bætið því næst afganginum af virku innihaldsefnunum út í og blandið þar til edamameið er blandað í stóra skammta.

b) Njóttu þess sem smurð á ristað brauð, í samloku, sem ídýfu eða sem pestósósu!

95. M atcha cashew bollar

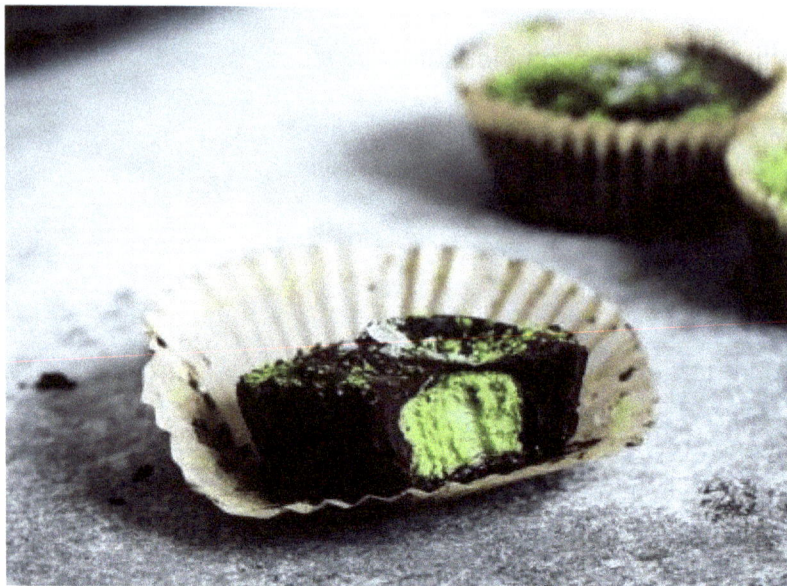

Hráefni:

- 2/3 bolli kakósmjör.

- 3/4 bolli kakóduft.

- 1/3 bolli hlynsíróp.

- 1/2 bolli cashew smjör, eða hvaða sem þú vilt.

- 2 tsk matcha duft.

- Sjó salt.

Leiðbeiningar:

a) Fylltu smá pönnu með 1/3 bolla af vatni og settu skál ofan á og hyldu pönnuna. Þegar skálin er orðin heit og vatnið fyrir neðan er að sjóða bræðið kakósmjörið inni í skálinni, kveikið á hitanum og. Þegar það hefur bráðnað skaltu taka af hitanum og hræra hlynsírópinu og kakóduftinu í nokkrar mínútur þar til súkkulaðið þykknar.

b) Notaðu meðalstóra bollakökuhaldara og fylltu botnlagið með ríkulegri matskeið af súkkulaðiblöndunni. Skelltu þeim inn í frysti í 15 mínútur til að stífna.

c) Takið frosna súkkulaðið úr frystinum og drekkið 1 matskeið af matcha/kasjúsmjörsdeiginu ofan á frosna súkkulaðilagið. Stráið sjávarsalti yfir og látið standa í frysti í 15 mínútur.

96.Chickpea súkkó sneiðar

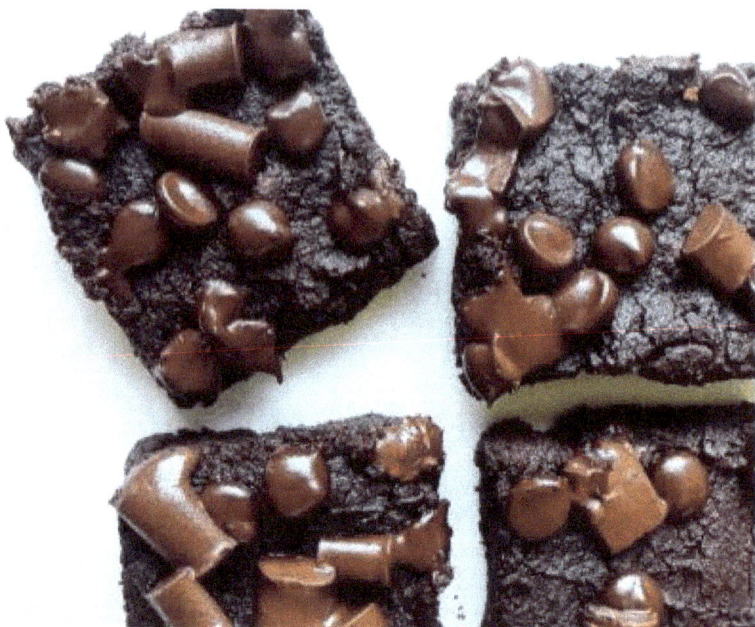

Hráefni:

- 400 g dós kjúklingabaunir, skolaðar, tæmdar.

- 250 g möndlusmjör.

- 70 ml hlynsíróp.

- 15 ml vanillumauk.

- 1 klípa salt.

- 2 g lyftiduft.

- 2 g matarsódi.

- 40 g vegan súkkulaðibitar.

Leiðbeiningar:

a) Forhitið ofninn í 180°C/350°F.

b) Smyrjið stórt bökunarform með kókosolíu.

c) Blandið kjúklingabaunum, möndlusmjöri, hlynsírópi, vanillu, salti, lyftidufti og matarsóda saman í matarblöndunartæki.

d) Blandið þar til slétt. Hrærið helmingnum af súkkulaðibitunum og dreifið deiginu í undirbúið bökunarform.

e) Stráið fráteknum súkkulaðibitum yfir.

f) Bakið í 45-50 mínútur eða þar til tannstöngull kemur hreinn út.

97. SVEITAR grænar smákökur

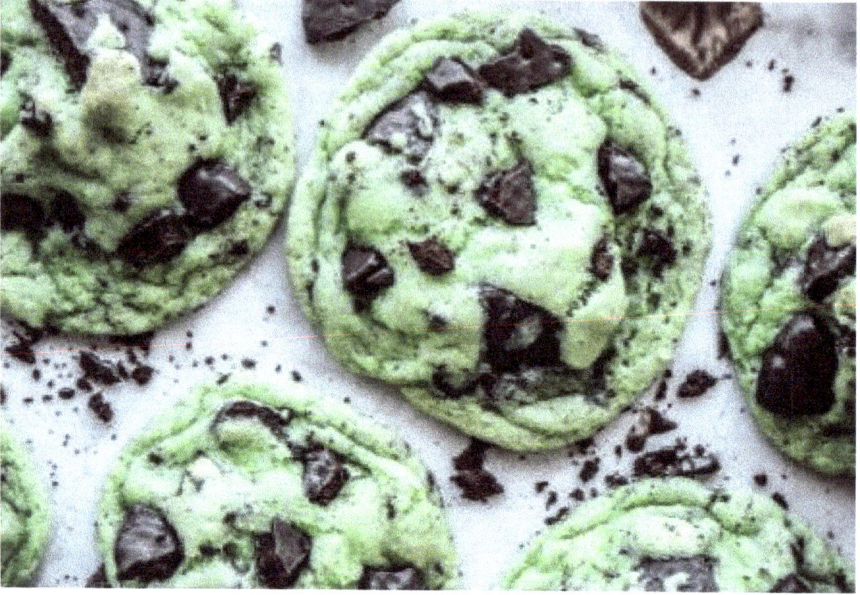

Hráefni:

- 165 g grænar baunir.

- 80 g saxaðar medjool döðlur.

- 60 g silkitófú, maukað.

- 100 g möndlumjöl.

- 1 tsk lyftiduft.

- 12 möndlur.

Leiðbeiningar:

a) Forhitið ofninn í 180°C/350°F.

b) Blandið ertum og döðlum saman í matvinnsluvél.

c) Vinnið þar til þykkt deigið hefur myndast.

d) Flyttu ertablönduna yfir í skál. Hrærið tófú, möndlumjöli og lyftidufti saman við. Mótaðu blönduna í 12 kúlur.

e) Raðið kúlum á bökunarplötu, klæddar bökunarpappír. Fletjið hverja kúlu út með olíuborinni lófa.

f) Setjið möndlu í hverja kex. Bakið kökurnar í 25-30 mínútur eða þar til þær eru gullnar mjúklega.

g) Kælið á vírgrind áður en það er borið fram.

98. B anana barir

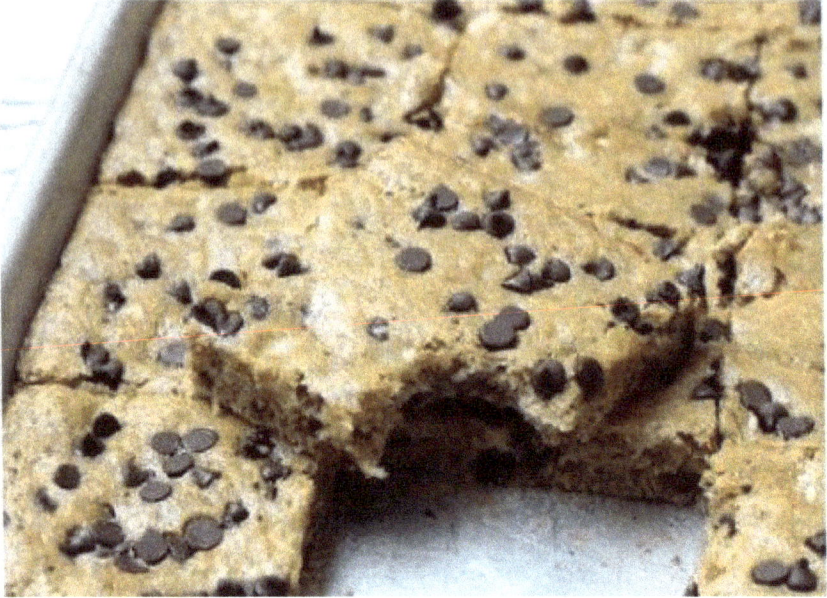

Hráefni:

- 130 g slétt hnetusmjör.

- 60 ml hlynsíróp.

- 1 banani, stappaður.

- 45 ml vatn.

- 15 g möluð hörfræ.

- 95 g soðið kínóa.

- 25 g chiafræ.

- 5 ml vanillu.

- 90 g hraðsoðnir hafrar.

- 55 g heilhveiti.

- 5 g lyftiduft.

- 5 g kanill.

- 1 klípa salt.

- Álegg:

- 5 ml brædd kókosolía.

- 30 g vegan súkkulaði, saxað.

Leiðbeiningar:

a) Forhitið ofninn í 180°C/350°F.

b) Klæðið 16 cm bökunarform með bökunarpappír.

c) Blandið saman hörfræjum og vatni í lítilli skál. Settu til hliðar 10 mínútur.

d) Blandið saman hnetusmjöri, hlynsírópi og banani í sérstakri skál. Blandið hörfræblöndunni saman við.

e) Þegar þú hefur fengið slétta blöndu skaltu hræra saman kínóa, chiafræjum, vanilluþykkni, höfrum, heilhveiti, lyftidufti, kanil og salti.

f) Hellið deiginu í tilbúið eldfast mót. Skerið í 8 stangir.

g) Bakið stangirnar í 30 mínútur.

h) Í millitíðinni skaltu búa til áleggið; blandið súkkulaði og kókosolíu saman í hitaþolinni skál. Setjið yfir sjóðandi vatn, þar til það bráðnar.

i) Takið stangirnar úr ofninum. Sett á grind í 15 mínútur til að kólna. Fjarlægðu stangirnar úr bökunarforminu og dreyfðu súkkulaðiálegginu yfir. Berið fram.

99. P rotein kleinuhringir

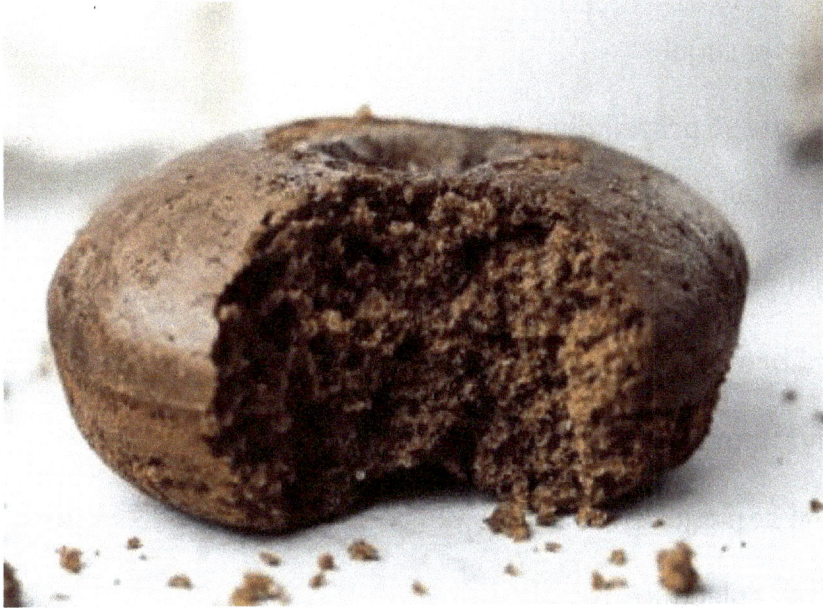

Hráefni:

- 85 g kókosmjöl.

- 110 g spírað próteinduft með vanillubragði.

- 25 g möndlumjöl.

- 50 g hlynsykur.

- 30 ml brædd kókosolía.

- 8 g lyftiduft.

- 115 ml sojamjólk.

- 1/2 tsk eplaedik.

- 1/2 tsk vanillumauk.

- 1/2 tsk kanill.

- 30ml lífrænt eplasafi.

- Viðbótarupplýsingar:

- 30 g kókospúðursykur.

- 10 g kanill.

Leiðbeiningar:

a) Blandið saman öllum þurru hráefnunum í skál.

b) Í sérstakri skál, þeytið mjólkina með eplamósu, kókosolíu og eplasafi ediki.

c) Blandið blautu hráefninu saman við þurrt og hrærið þar til það hefur blandast vel saman.

d) Hitið ofninn í 180°C/350°F og smyrjið 10 holu kleinuhringjaform.

e) Hellið tilbúnu deiginu í smurt kleinuhringjamót.

f) Bakið kleinurnar í 15-20 mínútur.

g) Á meðan kleinurnar eru enn heitar, stráið kókossykri og kanil yfir. Berið fram heitt.

100. H einn-sesam tófú

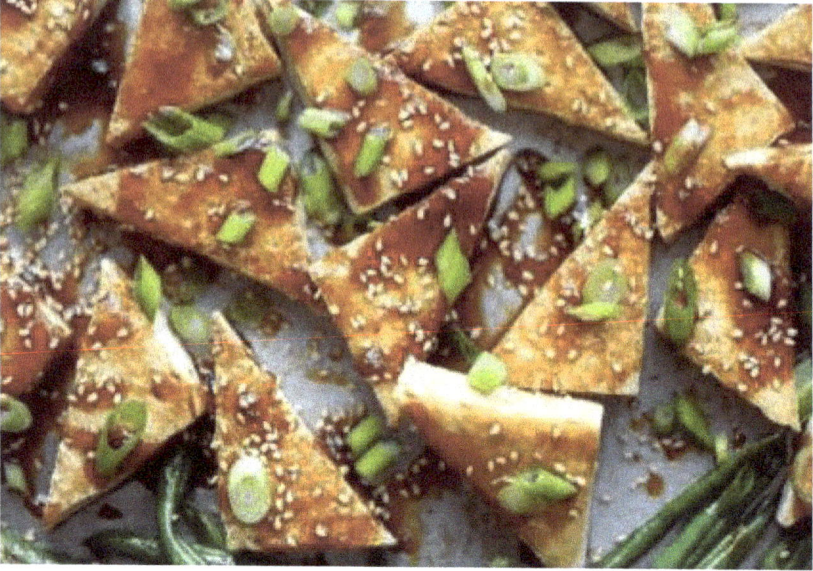

Hráefni:

- 12 aura sérstaklega þétt tófú, tæmd og þurrkuð.

- Olía eða matreiðsluúði.

- 2 msk sojasósa með minni natríum eða tamari.

- 3 hvítlauksgeirar, saxaðir.

- 1 matskeið hunang.

- 1 matskeið rifinn afhýddur ferskur engifer.

- 1 tsk ristað sesamolía.

- 1 pund grænar baunir, snyrtar.

- 2 matskeiðar ólífuolía.

- 1/4 tsk rauðar piparflögur (valfrjálst).

- Kosher salt.

- Nýmalaður svartur pipar.

- 1 meðalstór rauðlaukur, mjög smátt skorinn.

- 1/4 tsk sesamfræ.

Leiðbeiningar:

a) Setjið til hliðar í 10 til 30 mínútur. Þeytið sojasósu eða
   tamari, hvítlauk, hunang, engifer og sesamolíu saman í stórri
   skál; setja til hliðar.

b) Skerið tófúið í þríhyrninga og setjið það í eitt lag á helmingi tilbúinnar bökunarplötu. Dreypið sojasósublöndunni yfir. Bakið þar til það er gullbrúnt á botninum, 12 til 13 mínútur.

c) Snúið tófúinu við. Settu grænu baunirnar í einu lagi á hinn helminginn af ofnplötunni. Dreypið ólífuolíu yfir og úðið rauðum piparflögum yfir; kryddið með salti og pipar.

d) Settu aftur í ofninn og bakaðu þar til tofuið er gullbrúnt á 2. hlið, 10 til 12 mínútur í viðbót. Stráið lauknum og sesamfræjunum yfir og berið fram strax.

NIÐURSTAÐA

Það er margt sem getur stuðlað að árangri þínum, en aðalatriðið ert þú! Ekki láta aðra draga þig niður, líkamsbygging á meðan þú ert á vegan mataræði getur oft valdið neikvæðum athugasemdum frá öðrum. Valdi að hunsa það og sanna að þeir hefðu rangt fyrir sér.

Svo lengi sem þú fylgir mataræði sem samanstendur af miklu af próteini, kolvetnum, fitu, ávöxtum og grænmeti og framfarir á jöfnum hraða með æfingunum, þá er engin ástæða fyrir því að þú ættir að mistakast. Þú þarft bara að halda áfram að hvetja þig og standa við það. Þegar þú notar alla þá þekkingu og tækni sem þú hefur lært af þessari handbók, auk eigin rannsókna, er ekkert sem stoppar þig - svo farðu af stað og gangi þér vel!

www.ingramcontent.com/pod-product-compliance
Lightning Source LLC
Chambersburg PA
CBHW060452030426
42337CB00015B/1560